Edition Centaurus – Jugend, Migration und Diversity

Reihe herausgegeben von
Katja Nowacki, Fachhochschule Dortmund, Dortmund, Deutschland
Ahmet Toprak, Fachhochschule Dortmund, Dortmund, Deutschland

In der Reihe „Edition Centaurus – Jugend, Migration und Diversity" erscheinen Arbeiten, die sich mit den Belangen von Kindern und Jugendlichen, den Themen der Migration/Integration oder der Diversity im Sinne der Vielfalt befassen. Vor dem Hintergrund der These, dass wir in einer Gesellschaft kultureller Vielfalt mit verschiedenen Anliegen spezifischer Zielgruppen leben, sollen zum einen deren Besonderheiten herausgearbeitet und mögliche Unterstützungsansätze aber auch gesellschaftliche sowie politische Implikationen diskutiert werden. Insgesamt wird eine inter- bzw. transdisziplinäre Herangehensweise gewünscht. Die Reihe ist ursprünglich mit dem Titel „Gender and Diversity" im Centaurus Verlag erschienen.

Weitere Bände in der Reihe http://www.springer.com/series/13830

Katja Nowacki · Silke Remiorz

(Hrsg.)

Junge Geflüchtete in der Jugendhilfe

Chancen und Herausforderungen der Integration

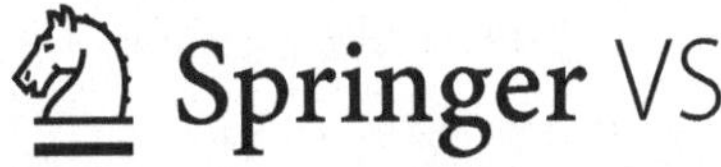 Springer VS

Hrsg.
Katja Nowacki
Fachhochschule Dortmund
Dortmund, Deutschland

Silke Remiorz
Fachhochschule Dortmund
Dortmund, Deutschland

ISSN 2510-0971 ISSN 2569-9288 (electronic)
Edition Centaurus – Jugend, Migration und Diversity
ISBN 978-3-658-26776-6 ISBN 978-3-658-26777-3 (eBook)
https://doi.org/10.1007/978-3-658-26777-3

Die Deutsche Nationalbibliothek verzeichnet diese Publikation in der Deutschen Nationalbibliografie; detaillierte bibliografische Daten sind im Internet über http://dnb.d-nb.de abrufbar.

Springer VS ist ein Imprint der eingetragenen Gesellschaft Springer Fachmedien Wiesbaden GmbH und ist ein Teil von Springer Nature.
Die Anschrift der Gesellschaft ist: Abraham-Lincoln-Str. 46, 65189 Wiesbaden, Germany

Vorwort

Die Integration in Deutschland ist besser als ihr Ruf

Laut Daten des Mikrozensus leben in Deutschland 19,3 Mio. Menschen mit einem sogenannten Migrationshintergrund. Ein Großteil davon – 9,8 Mio. – ist eingebürgert, d. h. sie sind Deutsche (Bundeszentrale für politische Bildung 2016). Wenn die Anzahl der Einbürgerungen als messbare Größe für die Integration herangezogen wird, kann konstatiert werden, dass einerseits über die Hälfte der Migrantinnen und Migranten in Deutschland gut oder sehr integriert ist. Jedoch sagt diese Zahl wenig über die tatsächliche Integration in Deutschland aus, denn die Kriterien für die Einbürgerung sind z. B. Aufenthaltsdauer, Erwerbstätigkeit u. v. m. Andererseits wird die Integrationsbereitschaft bestimmter Gruppen – auch wenn sie eingebürgert sind – in Frage gestellt: die der muslimischen Bevölkerung und seit geraumer Zeit auch die der Geflüchteten. Der Großteil der Geflüchteten wird dem muslimischen Glauben zugeordnet, weil sie aus Syrien, Afghanistan oder dem Irak stammen. Da nicht alle Geflüchteten im Jahre 2015 endgültig registriert wurden und einige nur auf der Durchreise waren, hat die Bundesregierung ihre Zahl für das Jahr 2015 erst im Sommer 2016 mit 849.000 veröffentlicht (Bundesamt für Migration und Flüchtlinge 2016). Eine genaue Zahl aller in Deutschland lebenden Muslime kann nicht eindeutig beziffert werden. Laut Angaben der Deutschen Islam Konferenz wird sie auf 4,4 bis 4,7 Mio. geschätzt (Deutsche Islam Konferenz 2016).

Viele davon stammen aus der Türkei, sie sind als sogenannte Gastarbeiter in den 1960er- und 1970er-Jahren nach Deutschland gekommen. Ab Mitte der 1950er-Jahre wurden zwischen der Bundesrepublik und Staaten wie Italien, Spanien, Portugal, Griechenland, Marokko, Tunesien, Jugoslawien und der Türkei Anwerbeverträge unterzeichnet, da der Bedarf an Arbeitskräften im Inland nicht mehr gedeckt werden konnte. Die Vermittlung ausländischer Arbeitskräfte basierte in der Regel auf einer Anwerbevereinbarung, die zwischen Deutschland und dem betreffenden Land ausgehandelt wurde. Diese Vereinbarungen enthielten damals keine Beschränkungen hinsichtlich der Anzahl oder der Qualifikation. Sie beschrieben lediglich die Organisation und die technische Abwicklung der Vermittlung und sollten gewährleisten, dass die Arbeitnehmer*innen alle erforderlichen Auskünfte bezüglich ihrer Aufnahme und Beschäftigung erhalten. Es sollten vor allem junge und gesunde Menschen nach Deutschland vermittelt werden, die vorwiegend in der Metall-, Auto- und Baubranche arbeiten sollten und die durch Rotation und ohne größere Gesundheitskosten wieder zurückkehren konnten. Das Hauptmotiv für die Migration nach Deutschland war der kurzfristige Aufbau von Ersparnissen, um später im Heimatland über einen gesicherten Lebensunterhalt zu verfügen.

Die ersten „Gastarbeiter", die ohne ihre Familien nach Deutschland kamen, wurden in Wohnheimen und Sammellagern untergebracht. Die Unterkünfte waren nach Geschlechtern getrennt, qualitativ schlecht, überbelegt, dadurch beengt und auch noch überproportional teuer. Anfang der 1970er-Jahre war der überwiegende Teil der muslimisch geprägten Arbeitnehmer männlich und verheiratet. Mehr als die Hälfte von ihnen hatten ihre Frauen im Heimatland zurückgelassen (Firat 1996).

Es gibt einige Parallelen zwischen den Gastarbeitern damals und den Geflüchteten heute, z. B. dass viele junge Menschen ohne Familien in Sammelunterkünften leben. Der zentrale Unterschied zwischen den beiden Migrationsströmen besteht aber darin, dass die Gastarbeiter bewusst angeworben wurden und Arbeitsplätze für sie zur Verfügung standen. Die Geflüchteten dagegen werden von einem beträchtlichen Teil der Bevölkerung und einem Teil der Politik abgelehnt, sie wurden eben nicht „eingeladen" oder angeworben. Die schnelle Arbeitsmarktintegration der Gastarbeiter und Muslime hat damals dazu geführt, dass ihre soziale und kulturelle Integration jahrzehntelang nicht im Mittelpunkt stand. Das Tragen des Kopftuches – solange es auf Milieus im Niedriglohnsektor beschränkt war – oder die Praxis der Zwangsheirat wurden als kulturelle Besonderheit geduldet und in der Öffentlichkeit selten thematisiert. Erst als die Ressourcen knapp wurden und die Muslime nicht nur im Niedriglohnsektor tätig sein, sondern als Erzieher*innen, Lehrer*innen oder Staatsanwält*innen (ggf. mit Kopftuch) arbeiten wollten, wird die soziale und kulturelle Integration der Muslime kontrovers debattiert und mit der Situation der Flüchtlinge verknüpft.

In der Debatte um die Integration der (jungen) Geflüchteten wird deshalb die soziale und kulturelle Integration in den Mittelpunkt gestellt, obwohl die strukturelle Integration noch nicht einmal ansatzweise gelungen ist (z. B. die Integration in den Arbeitsmarkt). Dabei ist die strukturelle Integration die Basis für die soziale und kulturelle. Wie kann demnach eine nachhaltige und zufriedenstellende Integration der Geflüchteten – vor allem aber die der jungen Menschen – gelingen? Welche Kompetenzen bringen die Geflüchteten mit und welche Ressourcen muss das Aufnahmeland zur Verfügung stellen? Eins kann bereits im Vorfeld positiv hervorgehoben werden: Die staatlichen Angebote, um die Integration voranzutreiben, sind vielversprechender als vor fünfzig Jahren bei den sogenannten Gastarbeitern. Die Abschlüsse werden wohlwollender anerkannt, es werden flächendeckend Sprach- und Integrationskurse angeboten, es werden Ausbildungs- und Studienplätze zur Verfügung gestellt u. v. m.

Wie es um die Integration der jungen, ohne Familie Geflüchteten vier Jahre nach dem viel zitierten „Wir schaffen das!" von Angela Merkel bestellt ist, untersuchen Katja Nowacki und Silke Remiorz am Beispiel der Jugendhilfe. Wenn wir für den Integrationsprozess durchschnittlich sieben Jahre veranschlagen, können wir an den Ergebnissen des vorliegenden Bandes ablesen, dass die Integration der Geflüchteten sehr gut vorankommt, dass aber selbst im Bereich guter Betreuungsstrukturen wie der Jugendhilfe noch einiges zu tun ist. Die Autor*innen beleuchten aus unterschiedlichen Perspektiven und anhand ausgewählter Themen den Stand der Dinge und stellen fest, dass in Bezug auf die jungen unbegleiteten Geflüchteten die Integration trotz allem viel besser ist als ihr Ruf.

März 2019   Ahmet Toprak

Literatur

Bundesamt für Migration und Flüchtlinge. (2016). Asylantragszahlen seit 1995. https://www.bamf.de/SharedDocs/Anlagen/DE/Publikationen/Broschueren/bundesamt-in-zahlen-2015.pdf?__blob=publicationFile. Zugegriffen: 20. März 2019.
Bundeszentrale für politische Bildung. (2016). Bevölkerung mit Migrationshintergrund. http://www.bpb.de/nachschlagen/zahlen-und-fakten/soziale-situation-in-deutschland/61646/migrationshintergrund-i. Zugegriffen: 20. März 2019.
Deutsche Islam Konferenz. (2016). Zahl der Muslime in Deutschland. http://www.deutsche-islam-konferenz.de/DIK/DE/Magazin/Lebenswelten/ZahlMLD/zahl-mld-node.html Zugegriffen: 20. März 2019.
Firat, D. (1996). *Migration als Belastungsfaktor türkischer Familien. Auswirkungen auf die soziale Identität und das Familiensystem.* Hamburg: Kovac.

Inhaltsverzeichnis

Autorenverzeichnis

Irina Bohn, stellvertretende Geschäftsleitung und Bereichsleitung für den Themenbereich Demokratieförderung und Radikalisierungsprävention, Institut für Sozialpädagogik und Sozialarbeit Frankfurt e. V., Zeilweg 42, 60391 Frankfurt a. M., E-Mail: irina.bohn@iss-ffm.de

Kemal Bozay, Professur für Soziale Arbeit, Internationale Hochschule Duales Studium (iubh), Studiengang Soziale Arbeit, Hildebrandtstr. 24c, 40215 Düsseldorf, E-Mail: k.bozay@iubh-dualesstudium.de

Julian Busch, M.Sc, wissenschaftlicher Mitarbeiter, Ruhr-Universität Bochum, Fakultät für Psychologie, Interdisziplinäres Zentrum für Familienforschung/Child and Family Research, GAFO 04/606, Universitätsstraße 150, 44801 Bochum, E-Mail: julian.busch@rub.de

Jasmine Golembe, B.Sc., wissenschaftliche Hilfskraft, Ruhr-Universität Bochum, Fakultät für Psychologie, Interdisziplinäres Zentrum für Familienforschung/Child and Family Research, GAFO 04/613, Universitätsstraße 150, 44801 Bochum, E-Mail: jasmine.golembe@ruhr-uni-bochum.de

Christine Graebsch, Professur für rechtliche Grundlagen der Sozialen Arbeit insbesondere Straf- und Migrationsrecht, Fachhochschule Dortmund, Fachbereich Angewandte Sozialwissenschaften, Emil-Figge-Str. 44, 44227 Dortmund, E-Mail: christine.graebsch@fh-dortmund.de

Melanie Groß, Professur für Erziehung und Bildung mit dem Schwerpunkt Jugendarbeit, Fachhochschule Kiel, Fachbereich Soziale Arbeit und Gesundheit, Sokratesplatz 1, 24149 Kiel, E-Mail: melanie.gross@fh-kiel.de

Birgit Leyendecker, Leiterin des Zentrums für Familienforschung, Ruhr-Universität Bochum, Fakultät für Psychologie, Interdisziplinäres Zentrum für Familienforschung/Child and Family Research, GAFO 04/611, Universitätsstraße 150, 44801 Bochum, E-Mail: birgit.leyendecker@ruhr-uni-bochum.de

Vanessa Mielke, M.Sc., wissenschaftliche Mitarbeiterin, Ruhr-Universität Bochum, Fakultät für Gender Studies, GD E1-625, Universitätsstraße 150, 44801 Bochum, E-Mail: vanessa.mielke@rub.de

Hermann Muss, Dipl.-Pädagoge, Geschäftsführer der Kinder- und Jugendhilfe Flow gGmbH, Gerichtsstr. 1, 46236 Bottrop, E-Mail: h.muss@kjh-flow.de

Katja Nowacki, Professur für klinische Psychologie und Sozialpsychologie, Fachhochschule Dortmund, Fachbereich Angewandte Sozialwissenschaften, Emil-Figge-Str. 44, 44227 Dortmund, E-Mail: katja.nowacki@fh-dortmund.de

Layla Nyrabia, studentische Hilfskraft, Fachhochschule Dortmund, Fachbereich Angewandte Sozialwissenschaften, Emil-Figge-Str. 44, 44227 Dortmund, E-Mail: layla.nyrabia@tu-dortmund.de

Alejandro Rada, Volkswirtschaftler, wissenschaftlicher Mitarbeiter im Fachbereich „Kinder, Jugend, Familie", „Alter" und „Wohlfahrtsverbände", Institut für Sozialarbeit und Sozialpädagogik e. V., Zeilweg 42, 60439 Frankfurt a. M., E-Mail: alejandro.rada@gmail.com

Silke Remiorz, M.A., wissenschaftliche Mitarbeiterin, Fachhochschule Dortmund, Fachbereich Angewandte Sozialwissenschaften, Emil-Figge-Str. 44, 44227 Dortmund, E-Mail: silke.remiorz@fh-dortmund.de

Torsten Schrodt, Dipl.-Sozialpädagoge (MA), Leiter der Fachberatungsstelle „gerne anders!" Mühlheim/Ruhr, Friedrichstraße 20, 45468 Mülheim an der Ruhr, E-Mail: t.schrodt@gerne-anders.de

Ahmet Toprak, Professur für Erziehungswissenschaften, Fachhochschule Dortmund, Fachbereich Angewandte Sozialwissenschaften, Emil-Figge-Str. 44, 44227 Dortmund, E-Mail: ahmet.toprak@fh-dortmund.de

Abbildungsverzeichnis

Einleitung

1

Katja Nowacki und Silke Remiorz

Zusammenfassung

Kinder und Jugendliche, die ohne ihre Familien fliehen, bedürfen eines besonderen Schutzes und werden in Deutschland im Rahmen der Kinder- und Jugendhilfe betreut. In diesem Band wird aus verschiedenen Perspektiven beleuchtet, welche Herausforderungen sich für die jungen Menschen ergeben und wie Unterstützungsmöglichkeiten von Fachkräften aussehen können. Die Betreuung wird als eine wichtige humanitäre Hilfe angesehen, die das Ziel hat, die Integration von jungen Geflüchteten in unsere Mehrheitsgesellschaft zu ermöglichen.

Deutschland gewährt als eines der größten und wirtschaftlich reichsten Länder der Europäischen Union (EU) gegenwärtig den meisten Menschen, die in den Jahren nach 2015 aus den verschiedensten Kriegs- und Krisengebieten der Welt (insbesondere Syrien, Afghanistan und einigen afrikanischen Staaten) in die EU geflohen sind, Asyl (Bundesamt für Migration und Flüchtlinge 2017). Dies ist gemäß der Menschenrechtskonvention der Vereinten Nationen ein Recht, welches auch im Grundgesetz der Bundesrepublik Deutschland (unter anderem in Artikel 16a GG) verankert ist. Viele der Geflohenen sind Kinder und Jugendliche, die oft ohne ihre Familien aus ihren Herkunftsländern fliehen mussten und besonderen

K. Nowacki (✉) · S. Remiorz
Fachbereich Angewandte Sozialwissenschaften, Fachhochschule Dortmund, Dortmund, Deutschland
E-Mail: katja.nowacki@fh-dortmund.de

S. Remiorz
E-Mail: silke.remiorz@fh-dortmund.de

© Springer Fachmedien Wiesbaden GmbH, ein Teil von Springer Nature 2019   1
K. Nowacki und S. Remiorz (Hrsg.), *Junge Geflüchtete in der Jugendhilfe,* Edition Centaurus – Jugend, Migration und Diversity,
https://doi.org/10.1007/978-3-658-26777-3_1

Risiken und Belastungen vor, während und teilweise nach der Flucht ausgesetzt waren. Diese Gruppe bedarf besonderer Schutzmaßnahmen der aufnehmenden Mehrheitsgesellschaft. In Deutschland werden unbegleitete minderjährige Geflüchtete bzw. Flüchtlinge (kurz UMF) von den kommunalen Jugendämtern gemäß § 42 Sozialgesetzbuch VIII (kurz SGB VIII) in Obhut genommen und bekommen einen gesetzlichen Vormund (gemäß § 55 SGB VIII). Die Unterbringung erfolgt im Rahmen der Hilfen zur Erziehung nach §§ 27 ff. SGB VIII, häufig in Einrichtungen der stationären Erziehungshilfe. Nach dem Flüchtlingsstrom Ende 2015 wurde dies zu einer großen Herausforderung der kommunalen und freien Träger der Jugendhilfe, da viele stationäre Plätze neu geschaffen werden mussten. Auch die Notwendigkeiten der Unterstützung für die Kinder und Jugendlichen mussten den Bedarfen der jungen Menschen angepasst werden, z. B. hinsichtlich der Sprachförderung und Berücksichtigung von traumatischen Vorerfahrungen durch Erlebnisse in den Heimatländern und/oder während der Flucht.

In diesem Zusammenhang entstand Mitte 2016 das Praxisforschungsprojekt HUMAN (Heimat für unbegleitete minderjährige Flüchtlinge, Arbeit und Neuanfang) an der Fachhochschule Dortmund, Fachbereich Angewandte Sozialwissenschaften, in Kooperation mit der Kinder- und Jugendhilfe FLOW gGmbH Bottrop und mit der Unterstützung von vier kommunalen Jugendämtern im Ruhrgebiet. Ziel war es, die Lebensverläufe von unbegleiteten minderjährigen Geflüchteten in stationären Einrichtungen der Kinder- und Jugendhilfe zu erfassen und zu begleiten. Hierbei standen insbesondere ihre speziellen Bedürfnisse nach der Flucht aus dem Herkunftsland und der Trennung von ihren Familien im Vordergrund. Neue Beziehungsangebote sowie die Entwicklung von Bildungsperspektiven in Schule und Ausbildung sollten zu einer Perspektiventwicklung der Jugendlichen beitragen. Hintergrund der Bemühungen war die Förderung der Integration in die Mehrheitsgesellschaft, um den geflüchteten Jugendlichen ein Leben in freien, demokratischen und friedlichen Strukturen in Deutschland auf den rechtlichen Grundlagen des Asylrechts zu ermöglichen. Ein zusätzlicher Schwerpunkt war die besondere Situation von jungen Geflüchteten, die aufgrund ihrer sexuellen Orientierung bzw. Identität ihr Heimatland verlassen haben. Die Erfahrungen von Mehrfachdiskriminierung und notwendigen Unterstützungen, auch im Rahmen der Jugendhilfe, wurden genauer untersucht. In diesem Band sollen zentrale Ergebnisse dieses Praxisforschungsprojektes vorgestellt und in rechtliche, konzeptionelle und politische Rahmenbedingungen in Deutschland sowie weitere Forschungserkenntnisse eingebettet werden.

Folglich werden in Kap. 2 zuerst rechtliche Grundlagen für die Aufnahme und Integration junger Geflüchteter in Deutschland erläutert. Christine Graebsch legt hier einen besonderen Fokus auf die teilweise widersprüchlichen Gesetzesgrundlagen von Asylrecht und Kinder- und Jugendhilferecht. Sie macht auf die doppelte Mandatschaft öffentlicher Jugendhilfe und die daraus resultierende Benachteiligung geflüchteter junger Menschen aufmerksam, wo teilweise weniger Schutz und Integration, sondern vielmehr die Frage der Abschiebung im Vordergrund steht.

Im Kap. 3 greift Kemal Bozay die Aspekte erneut auf und weist darüber hinaus auf die Notwendigkeit eines interkulturellen Verständnisses von Fachkräften der Kinder- und Jugendhilfe hin, um die Partizipation und Integration junger unbegleiteter Geflüchteter zu unterstützen.

In Kap. 4 erläutert Hermann Muss die Situation der Aufnahme einer hohen Zahl geflüchteter junger Menschen in den Jahren ab 2015 aus Sicht eines freien Trägers der Kinder- und Jugendhilfe und beschreibt, wie versucht wurde, kreative und sinnvolle Lösungen im Alltag der stationären Heimerziehung zu implementieren. Hierzu gehörte auch die Initiierung des Praxisforschungsprojektes HUMAN.

In Kap. 5 werden die Hintergründe und Fragestellungen sowie zentrale Ergebnisse des Praxisforschungsprojekts HUMAN von Katja Nowacki, Silke Remiorz und Layla Nyrabia vorgestellt. Es zeigt sich, dass das Betreuungssetting innerhalb der stationären Kinder- und Jugendhilfe bedeutsam für die Jugendlichen ist, die infolge ihrer Fluchtgeschichte teilweise eine erhöhte psychische Belastung aufgrund von Traumata aufweisen. Aus Sicht von Fachkräften der öffentlichen und freien Jugendhilfe ist Vernetzung und ausreichende personelle Ausstattung mit entsprechender Fachkenntnis essenziell für die Zurverfügungstellung geeigneter Hilfen, wie sie unter anderem für die große Anzahl an Menschen mit Fluchtgeschichte notwendig wurde.

Im Kap. 6 von Katja Nowacki, Silke Remiorz und Vanessa Mielke werden darüber hinaus erhebliche Bestrebungen, die Sprache zu lernen, eine hohe Bildungsaffinität und der Wunsch, soziale Kontakte in Deutschland zu knüpfen, deutlich. Dies kann als Bereitschaft zur kulturellen, strukturellen und sozialen Integration aufseiten der jungen Menschen mit Fluchtgeschichte gewertet werden.

Kap. 7 erläutert wesentliche Ergebnisse zur Lebenssituation geflüchteter Kinder und Jugendlicher aus der AWO-ISS Studie Young Refugees NRW, die in Kooperation des Instituts für Sozialpädagogik und Sozialarbeit und der Arbeiterwohlfahrt durchgeführt wurde. Irina Bohn und Alejandro Rada nennen hier insbesondere Ressourcen der jungen Menschen mit Fluchtgeschichte und betonen ebenfalls ihre hohe Motivation im Hinblick auf Spracherwerb und ihre Bildungsaffinität, vergleichbar mit den Ergebnissen der HUMAN Studie.

Ein Teil der (jungen) Menschen flieht nicht nur aufgrund von kriegerischen Auseinandersetzungen im Heimatland oder Perspektivlosigkeit, sondern zusätzlich auch aufgrund von Verfolgung der eigenen nicht-heteronormativen sexuellen Identität und/oder Orientierung. In Kap. 8 wird von Jasmine Golembe, Birgit Leyendecker und Julian Busch insbesondere auf die psychosoziale Lage von LSBTI-Geflüchteten (Lesben, Schwule, Bisexuelle, Transsexuelle und intergeschlechtliche Menschen) eingegangen. Hier zeigt sich eine besondere Unterstützungsnotwendigkeit für Menschen, die aufgrund ihrer sexuellen Orientierung oder/und Identität aus ihrem Heimatland geflüchtet sind.

Ergebnisse einer Befragung von geflüchteten schwulen Männern und Fachkräften der Kinder- und Jugendhilfe werden von Silke Remiorz, Katja Nowacki und Thorsten Schrodt in Kap. 9 vorgestellt. Hier wird deutlich, dass auch für Fachkräfte der Kinder- und Jugendhilfe die Thematik LSBTI (Lesben, Schwule, Bisexuelle, Transsexuelle und intergeschlechtliche Menschen) häufig noch mit viel Verunsicherung verbunden ist und es dringend mehr Schulungen, aber auch Konzeptentwicklung für die Unterstützung von LSBTI-Jugendlichen mit (und ohne) Fluchtgeschichte geben muss. Zum Abschluss des Kapitels werden konkrete Handlungsempfehlungen für die Praxis der Sozialen Arbeit im Kontext der Kinder- und Jugendhilfe genannt. Es ist anzumerken, dass in diesem Herausgeber*innenband die Bezeichnung LSBTI benutzt wird, welche offiziell vom Bundesministerium für Familie, Senioren, Frauen und Jugend verwendet wird. Selbstverständlich sind in den vorliegenden Ausführungen alle Menschen miteinbezogen, die sich darüber hinaus in einer Erweiterung der LSBTI-Bezeichnung einordnen würden.

Melanie Groß weist im abschließenden Beitrag 10 darauf hin, dass auch Fachkräfte der Sozialen Arbeit nicht vor Rassismen gefeit sind. Sie verdeutlicht, dass sich auch Mitarbeitende der Jugendhilfe ihrer eigenen Schemata und Vorurteile bewusst werden sollten und es neben der Handlungsfähigkeit auch auf die Haltung gegenüber den Personen, mit denen zusammengearbeitet wird, ankommt. Durch die eigene Reflexivität und ggf. den Abbau von Vorurteilen und Konstrukten des „Andersseins" beeinflussen Fachkräfte der Sozialen Arbeit auch gesellschaftliche Prozesse.

In diesem Band sollen also zum einen Informationen über rechtliche und praktische Grundlagen der Arbeit mit jungen Geflüchteten gegeben werden und auf die Rolle der Fachkräfte im Hinblick auf Förderung und Unterstützung der Integration hingewiesen werden. Zum anderen soll, insbesondere durch die Wortbeiträge und die gemessene Einstellung der jungen Menschen mit Fluchtgeschichte, deutlich gemacht werden, dass kulturelle, strukturelle und soziale Integration (El-Mafaalani und Toprak 2011) von ihnen angestrebt wird und im positiven Sinne möglich ist. Dies steht dem aktuellen gesellschaftlichen und politischen Diskurs entgegen, in dem vor allem von jungen Menschen mit Fluchtgeschichte ein negatives Bild gezeichnet wird und diese häufig in Zusammenhang mit Kriminalität gebracht werden.

Abschließend soll kurz darauf hingewiesen werden, dass in diesem Band teilweise von unbegleiteten minderjährigen Flüchtlingen (UMF) gesprochen wird, wie dies beispielsweise auch die Internationale Gesellschaft für erzieherische Hilfen (s. auch Kap. 4) tut. Zum anderen wird verstärkt auch von Geflüchteten gesprochen, Kemal Bozay hat hier eine ausführliche Begründung in Kap. 3 dargelegt. Ganz gleich, welcher Begriff im vorliegenden Band von den jeweiligen Autor*innen benutzt wird, ist es uns als Herausgeberinnen ein Anliegen, darauf hinzuweisen, dass unabhängig von der Bezeichnung der Menschen, die in den vergangenen Jahren nach Deutschland geflohen sind, stets der humanitäre Blick und Umgang sowohl politisch als auch gesellschaftlich im Vordergrund stehen sollte.

Literatur

Bundesamt für Migration und Flüchtlinge. (2017). Das Bundesamt in Zahlen 2017 Asyl, Migration und Integration. http://www.bamf.de/SharedDocs/Anlagen/DE/Publikationen/Broschueren/bundesamt-in-zahlen-2017.pdf?__blob=publicationFile. Zugegriffen: 12. März 2019.

El-Mafaalani, A., & Toprak, A. (2011). *Muslimische Kinder und Jugendliche in Deutschland, Lebenswelten – Denkmuster – Herausforderungen*. Berlin: Konrad-Adenauer-Stiftung e. V.

Rechtsgrundlagen: von bevormundendem Schutz, prekärem Erwachsenwerden und *crimmigrant bodies*

2

Christine Graebsch

Zusammenfassung

Unbegleitete minderjährige Geflüchtete (UMF) sind als schutzwürdige Gruppe par excellence gekennzeichnet. Betrachtet man jedoch die sie betreffenden rechtlichen Regelungen genauer, so zeigen sich deutliche Einschränkungen des Schutzcharakters. Statt sie in ihrer Fähigkeit zu unterstützen, sich im Rechtsstaat zurechtzufinden, werden sie von dessen Potenzial ausgeschlossen. Statt eine sichere Perspektive ihrer Integration aufzubauen, wird vorrangig ihre Abschiebbarkeit mit Volljährigkeit vorbereitet. Die Verschränkung strafrechtlicher und migrationsrechtlicher Vorschriften und deren stetige Verschärfung schaffen hohe Durchlässigkeit zwischen der schutzwürdigen Gruppe der UMF und der Gruppe der Unerwünschten, die jedoch nur in dieser einen Richtung gegeben ist.

2.1 Einleitung: die migrationsrechtliche Großwetterlage als Hintergrund

In den letzten Jahren war das Migrationsrecht einem rasanten Wandel unterworfen. Rechtslagen schaffen Lebenslagen für unbegleitete minderjährige Geflüchtete (UMF), die sehr einschneidende Folgen haben können und es

C. Graebsch (✉)
Fachbereich Angewandte Sozialwissenschaften, Fachhochschule Dortmund, Dortmund, Deutschland
E-Mail: christine.graebsch@fh-dortmund.de

© Springer Fachmedien Wiesbaden GmbH, ein Teil von Springer Nature 2019   7
K. Nowacki und S. Remiorz (Hrsg.), *Junge Geflüchtete in der Jugendhilfe*, Edition Centaurus – Jugend, Migration und Diversity,
https://doi.org/10.1007/978-3-658-26777-3_2

gelegentlich vom Zufall eines Zeitpunkts abhängen lassen, ob so wesentliche Fragen wie die nach der Möglichkeit eines Lebens mit der Familie in Deutschland positiv oder negativ beantwortet werden. Hinzu kommt, dass sich die Antwort auf diese Fragen vielfach auch von juristischen Expert*innen nicht zuverlässig vorhersagen lässt, eben weil Gesetze und ihre Auslegung durch die Gerichte permanenten Umwälzungen unterliegen.

Der jüngste Gesetzesentwurf aus dem Bundesinnenministerium macht schon im Namen des Gesetzes die Tendenz recht deutlich,um welches Bestreben es geht: Geordnete-Rückkehr-Gesetz bzw. Zweites Gesetz zur besseren Durchsetzung der Ausreisepflicht.[1] In den vorangegangenen Gesetzesentwürfen seit 2015[2] dominierten anfangs noch beschönigende Bezeichnungen wie Gesetz zur Verbesserung der Unterbringung, Versorgung und Betreuung ausländischer Kinder und Jugendlicher vom 28.10.2015[3] oder das Integrationsgesetz vom 31.07.2016.[4] Es waren aber stets nur marginale Verbesserungen, die mit einem immer unverhohlener betriebenen sukzessiven Rechtsabbau verbunden wurden. Wie in besonders drastischer Weise mit dem Entwurf des Geordnete-Rückkehr-Gesetzes deutlich wird, zielt die mit den Gesetzesänderungen verbundene Politik darauf ab, als unerwünscht definierte Bevölkerungsgruppen weitgehend rechtlos zu stellen.[5] Dies geschieht durch die Erschaffung und Ausweitung von aufenthaltsrechtlichen Papieren, die gezielt möglichst keinerlei gerichtlich durchsetzbare Rechtspositionen verschaffen sollen, wie verbal bereits im Begriff der „Duldung" zum Ausdruck kommt, deren Niveau rechtlicher Verbindlichkeit in dem nun vorliegenden Referentenentwurf jedoch nochmals deutlich unterschritten wird. Verbunden wird dies typischerweise mit dem schrittweisen Ausschluss von Sozialleistungen (§ 1a AsylbLG), die in einem ‚Aushungern' mit

---

[1]Referentenentwurf, Stand: 13.02.2019, verfügbar unter https://ggua.de/fileadmin/downloads/Gesetzentwurf_Ausreisepflicht/190214_GE_Zweites_Gesetz_zur_besseren_Durchsetzung_der_Ausreisepflicht_Geordnete_Rueckkehr_Gesetz.pdf. Zugegriffen: 18. März 2019.

[2]Beginnend mit dem Gesetz zur Neubestimmung des Bleiberechts und der Aufenthaltsbeendigung vom 27.07.2015, Gesetz und Gesetzgebungsmaterialien dazu unter http://dipbt.bundestag.de/extrakt/ba/WP18/643/64395.html. Zugegriffen: 18. März 2019.

[3]http://dipbt.bundestag.de/extrakt/ba/WP18/685/68556.html. Zugegriffen: 18. März 2019.

[4]http://dipbt.bundestag.de/extrakt/ba/WP18/745/74545.html. Zugegriffen: 18. März 2019.

[5]Vgl. dazu die Stellungnahme von PRO ASYL, die allerdings auf deren Homepage nicht veröffentlicht ist, jedoch unter https://www.kok-gegen-menschenhandel.de/fileadmin/user_upload/Stellungnahme_Geordnete-Rueckkehr-Gesetz_PRO_ASYL.pdf. Zugegriffen: 18. März 2019.

dem Ziel münden, die Ausreise zu forcieren.[6] Zudem lässt sich in den letzten Jahren eine verstärkte Verschmelzung migrationsrechtlicher mit strafrechtlicher Kontrolle beobachten, die international unter dem Stichwort *Crimmigration* diskutiert wird (Stumpf 2006). Sie mündet in der Konstruktion globaler Bona-fide-Reisender, die etwa das Versprechen grenzenloser Reisefreiheit innerhalb der Europäischen Union genießen, in Abgrenzung zu *crimmigrant bodies,* den als unerwünscht Ausgegrenzten (Franko Aas 2011) und vielfach in Strafvollzug (Singh Bhui 2018; Graebsch 2017) sowie in Abschiebungshaft (Bosworth 2018) Eingesperrten.

Unbegleitete Minderjährige genießen in diesem juristischen Szenario noch einen relativ weitgehenden Schutz. Es soll jedoch gezeigt werden, wie prekär die vorhandenen rechtlichen Schutzmechanismen sind, insbesondere indem sie von Anfang an mit Blick auf die Schwelle zum Erwachsenwerden ausgerichtet sind und ab dem Zeitpunkt ihres Erreichens Abschiebbarkeit herstellen, die nur noch im Sinne eines Nadelöhrs von Ausnahmen durchbrechbar gestaltet ist. Zur Darstellung dieser Zusammenhänge werden exemplarisch die rechtliche Situation bei Ankunft und Inobhutnahme herangezogen, die Möglichkeiten, ein Bleiberecht über die Volljährigkeit hinaus zu erlangen, sowie der Ausschluss von Rechtspositionen über straf- und migrationsrechtliche Sanktionierungsinstrumente.[7]

Unter den Chancen und Herausforderungen für die Jugendhilfe im Umgang mit UMF bietet der migrationsrechtliche Rahmen jedenfalls deutlich mehr Herausforderungen als Möglichkeiten, die ebenfalls vorhandenen, aber in stetigem Abbau begriffenen Chancen ohne Weiteres nutzen zu können.[8]

---

[6]Vgl. zu den jeweils aktuellen Regelungen und Gesetzgebungsprozessen auch den für die Flüchtlingsarbeit sehr guten Überblick der GGUA/Projekt Q zur Qualifizierung der Flüchtlingshilfe unter https://www.einwanderer.net/willkommen/ und speziell zu UMF die Seite des Bundesfachverbands unbegleitete minderjährige Flüchtlinge unter https://b-umf.de/. Zugegriffen: 18. März 2019.

[7]Dabei fließen Erkenntnisse ein, die die Autorin insbesondere aus anwaltlicher Praxis, aber auch auf Grundlage intensiver Diskussionen in einer Vielzahl von Fortbildungen für in der Jugendhilfe tätige Personen gewonnen hat.

[8]Vgl. für eine Darstellung der Rechtslage, die – anders als vorliegend – auf Beratung ausgerichtet ist, etwa spezifisch zu UMF Hocks und Leuschner (2017); allgemein zu Geflüchteten Ronte (2018) und Oberhäuser (2019), wobei die erwähnten ständigen Rechtsänderungen am besten anhand der genannten Internetportale zu beachten sind, ebenso die Tatsache, dass solche Quellen nicht geeignet sind, eine qualifizierte Einzelfallberatung zu ersetzen, die etwa durch Fachanwält*innen für Migrationsrecht erfolgen kann.

2.2   Bevormundender Schutz: rechtliche Situation bei Ankunft

Die besondere Schutzbedürftigkeit von UMF ist unstreitig, sie ist in diversen internationalen Regelwerken wie der UN-Kinderrechtskonvention[9], der EU-Qualifikationsrichtlinie[10], der EU-Asylverfahrensrichtlinie[11] und der Dublin-III-Verordnung[12] niedergelegt. Auch in der Begründung der Bundesregierung zum Gesetz zur Verbesserung der Unterbringung, Versorgung und Betreuung ausländischer Kinder und Jugendlicher vom 28.10.2015 wird hervorgehoben, sie gehörten zu „den schutzbedürftigsten Personengruppen"[13].

2.2.1   Vorläufige Inobhutnahme

Dem Schutz dient auch die Inobhutnahme nach dem Sozialgesetzbuch VIII (SGB VIII). Es brauchte sehr lange Zeit, bis sich die Erkenntnis durchsetzte, dass sie auch gegenüber 16- bis 18-Jährigen anzuwenden war, obwohl diese seinerzeit aufenthaltsrechtlich bereits „volljährig" waren – eine von Rechts wegen eingeräumte Frühreife, die ihnen ohnehin vorwiegend zum Nachteil gereichte. Obwohl das KICK[14] seit 2005 ausdrücklich die Pflicht zur Inobhutnahme auch dieser Gruppe im Gesetzestext betonte (§ 42 SGB VIII), tat sich die Praxis verbreitet mit der Umsetzung schwer, und nicht wenige Jugendliche fanden sich weiterhin in Erstaufnahmeeinrichtungen wieder. Auch wenn die Rechtfertigung, dies sei aufgrund ihrer aufenthaltsrechtlichen Handlungsfähigkeit der Fall, juristisch nie durchschlagend war, erst recht nicht nach der Klarstellung durch das KICK, konnte es dennoch als Fortschritt betrachtet werden, dass diese „Frühreife-Regelung" 2015 endlich abgeschafft wurde. Hintergrund war ihre Unvereinbarkeit mit europarechtlichen Vorgaben und der UN-Kinderrechtskonvention, für deren Geltung die Bundesrepublik ihren das Ausländerrecht betreffenden Vorbehalt 2010 aufgegeben hatte. Seit 2015 sind Minderjährige nun im Asylrecht (§ 12 AsylG) und allgemein

---

[9]Art. 22 Übereinkommen über die Rechte des Kindes vom 20.11.1989.

[10]Z. B. Art. 31 Richtlinie 2011/95/EU vom 13.12.2011.

[11]Z. B. Art. 25 Richtlinie 2013/32/EU vom 26.06.2013.

[12]Z. B. Art. 8 Verordnung (EU) 604/2013 vom 26.06.2013.

[13]BT-Drs. 18/5921, S. 1 f.

[14]Gesetz zur Weiterentwicklung der Kinder- und Jugendhilfe (Kinder- und Jugendhilfeweiterentwicklungsgesetz – KICK) vom 08.09.2005 BGBl. I S. 2729.

im Aufenthaltsrecht (§ 80 AufenthG) nicht mehr fähig, eigenständig Verfahrenshandlungen vorzunehmen, sodass ihnen auch keine Nachteile aus ihren diesbezüglichen Handlungen oder Unterlassungen entstehen können. Das konnte wie ein weiterer Schritt zur Verbesserung der Unterbringung, Versorgung und Betreuung erscheinen, jedoch wurden mit dem gleichnamigen Gesetz gleichzeitig eine Mehrzahl erheblicher Verschlechterungen eingeführt. Dies geschah wohlgemerkt zu einer Zeit, als die Regierung Merkel von vielen noch mit „Willkommenskultur" und Grenzöffnung assoziiert wurde. Der Inobhutnahme wurde eine vorläufige solche vorangeschaltet, die mit der neu eingeführten Umverteilung von UMF auf das Bundesgebiet verknüpft ist (§§ 42b ff. SGB VIII). Die damit einhergehenden Entscheidungen hat das Jugendamt zu treffen, dessen Rolle sich dadurch stark verändert hat. War zuvor mit der Inobhutnahme die Verantwortung für das gesamte Clearingverfahren verbunden und hatte daher eine eingehende Klärung der Situation und der ihr angemessenen Hilfen stattzufinden, so wurde nunmehr eine „vorläufige Inobhutnahme" dazwischengeschaltet (§ 42a SGB VIII), hat das Jugendamt am Ankunftsort (Selbstmeldung oder ‚Aufgriff') seither nur noch die Aufgabe eines Erstscreenings, das im Regelfall die bundesweite Verteilung der UMF nach sich ziehen soll. Da allerdings auch die eigentliche Inobhutnahme nur für eine Übergangszeit bestehen soll, wurde eine vorläufige Maßnahme eingeführt, die einer vorläufigen vorangeht (Kirchhoff 2016). Dies geschah gerade bei einem Personenkreis, der nach der Flucht möglichst frühzeitiger Beständigkeit bedarf.

2.2.2 Altersfestsetzung

Zusätzlich muss das Jugendamt im Rahmen einer vorläufigen Inobhutnahme (wohlgemerkt nicht als deren Vorbedingung, wie in der Praxis manchmal angenommen) auch eine Altersfeststellung treffen (§ 42 f. SGB VIII). Im Rahmen der vorläufigen Inobhutnahme sind dem Jugendamt mithin Aufgaben zugewiesen, die für den Fall ihres negativen Ausgangs für die Betroffenen sehr einschneidende Folgen haben können. Bezogen auf beide Aufgaben, Umverteilung sowie Altersfeststellung, besteht die dem Jugendamt zugedachte Perspektive nicht darin, alles für den Schutz der Betroffenen zu tun, sondern darin, gleich zu Beginn sehr genau zu untersuchen, ob sie sich nicht aus der eigenen Schutzzuständigkeit herausdefinieren lassen. Im Falle der Umverteilung mag dies noch undramatisch erscheinen, da dann schließlich ein anderes Jugendamt eintritt und die endgültige Inobhutnahme übernimmt. Im Einzelfall kann dies aber durchaus sehr nachteilig sein, wenn durch die Umverteilung weitere familiäre oder auf die Herkunftsregion bezogene Unterstützungsstrukturen wegfallen.

Noch einschneidender sind die Folgen aber bei der sogenannten Altersfeststellung. Bereits der Begriff suggeriert hier das Vorhandensein angemessener Methoden, die eine entsprechende Feststellung zuließen. Er stellt damit ein gutes Beispiel für die sozial konstitutive Bedeutung von Rechtsbegriffen dar. Denn die Regelung wurde eingeführt, obwohl Ärzt*innen seit langem betonen, es gebe solche geeigneten Verfahren nicht.[15] Ihre Anwendung ist desto zweifelhafter, je näher die relevanten Zeitpunkte beieinanderliegen, erst recht bezogen auf ein tagespunktuelles Ereignis, wie es der Eintritt der Volljährigkeit darstellt. Es handelt sich mithin weniger um eine Altersfest*stellung* und vielmehr um eine Altersfest*setzung,* die die Betroffenen fortan wirkungsmächtig in ihren Rechtsangelegenheiten begleitet. Sie soll durch eine „qualifizierte Inaugenscheinnahme" erfolgen (§ 42 f. Abs. 1 SGB VIII). Wenn damit auch rechtlich das genaue Gegenteil einer Genitalienschau intendiert sein soll, nämlich eine intensive gesprächsweise Auseinandersetzung (Hocks und Leuschner 2017), so zeugt die Begriffswahl einmal mehr von den vielleicht nicht ganz versehentlichen Irreführungen der Rechtssprache, die sich in der Praxis durchaus in einer Fokussierung auf Sichtbares niederschlagen können.

2.2.3 Rechtsvertretung gegen sich selbst

Die zentrale Aufgabe des Jugendamtes besteht hier insgesamt also darin, die Grenze der Minderjährigkeit und damit die Grenze der Schutzbedürftigkeit zu markieren und die zugehörigen Ausschlussverfahren umzusetzen. Gleichzeitig allerdings ist das Jugendamt im Zuge der vorläufigen Inobhutnahme berechtigt, alle Rechtshandlungen vorzunehmen, die zum Wohl des Kindes oder Jugendlichen notwendig sind (§ 42a Abs. 3 SGB VIII), mit anderen Worten ist ihm die rechtliche Notvertretung der Minderjährigen übertragen. Allerdings werden, wie erwähnt, zentrale belastende Entscheidungen, betreffend etwa die Umverteilung und die Alterseinstufung, gerade von diesem selbigen Jugendamt getroffen, das mithin die Vertretung des oder der Betroffenen gegen sich selbst in die Wege leiten müsste. Auch hilft die Regelung, wonach eine ärztliche Untersuchung zur Alterseinstufung nur mit Zustimmung der untersuchten Person und der gesetzlichen Vertretung

---

[15]So die Bundesärztekammer bereits vor Einführung des Gesetzes: BÄK (Bundesärztekammer) (2014): Altersfeststellung bei Flüchtlingen www.bundesaerztekammer.de/arzt2014/media/applications/EVII45.pdf. Zugegriffen: 19. März 2019.

erlaubt ist, den Betroffenen wenig, wenn diese Vertretung genau von dem Jugendamt übernommen wird, das auch eine solche ärztliche Untersuchung einleiten kann.

Diese gesetzlich vorgesehene Personalunion mag daher verbal im Kleide effektiven Rechtsschutzes formuliert sein, de facto stellt sie das genaue Gegenteil dar. Tatsächlich können die Minderjährigen, wenn sie mit den Entscheidungen des Jugendamts nicht einverstanden sind, noch nicht einmal selbstständig eine anwaltliche Vertretung in die Wege leiten, weil auch dafür das Jugendamt die rechtliche Vertretung innehat. Während dem Jugendamt also einerseits die Aufgabe übertragen ist, als erwachsen definierte Geflüchtete aus dem Schutzbereich herauszudefinieren, ist der gewährte Schutz gegenüber als minderjährig Eingestuften ein bevormundender (vgl. auch Graebsch 2016). Er gibt zwar vor, dass das Kindeswohl berücksichtigt werden muss, stellt die Minderjährigen aber rechtlich machtlos, wenn dies de facto nicht geschieht.

2.3   Abschiebungsschutz, Asylantrag und Erwachsenwerden

Eine wesentliche neue Pflicht, die dem Jugendamt schließlich noch mit dem (ersten) Gesetz zur besseren Durchsetzung der Ausreisepflicht vom 20.07.2017[16] im Rahmen der Inobhutnahme (nach Umverteilung oder Verbleib) und rechtlichen Vertretung auferlegt wurde, ist die der „unverzügliche[n] Stellung eines Asylantrags für das Kind oder den Jugendlichen in Fällen, in denen Tatsachen die Annahme rechtfertigen, dass das Kind oder der Jugendliche internationalen Schutz im Sinne des § 1 Absatz 1 Nummer 2 des Asylgesetzes benötigt". Was zunächst wie eine eher selbstverständliche Fürsorgeverpflichtung klingen mag, kann in seiner restriktiven Wirkung nur vor dem Hintergrund des Verständnisses aufenthaltsrechtlicher Zusammenhänge erfasst werden.

2.3.1   Abschiebungsschutz für Minderjährige

Ein Asylantrag ist nicht zwingend erforderlich, um eine Abschiebung zu verhindern. Zwar steht die Minderjährigkeit als solche der Abschiebung rechtlich nicht entgegen, auch nicht bei UMF (§ 80 Abs. 2 S. 2 AufenthG), sie ist aber nur

---

[16]http://dipbt.bundestag.de/extrakt/ba/WP18/800/80058.html. Zugegriffen: 19. März 2019.

unter engen Voraussetzungen möglich, die in der Praxis so gut wie nie erfüllt sein werden. Die Ausländerbehörde müsste nämlich die kindgerechte Aufnahme am Zielort sicherstellen. Die minderjährige Person muss dort von konkret bekannten Personen in Empfang genommen werden, keinesfalls genügt die Begleitung einer Stewardess (Marx 2015), wobei dieser Einfall jedoch einen kleinen Einblick in das gibt, was Ausländerbehörden in der Praxis so versuchen.

Wegen des Abschiebungsschutzes für Minderjährige ist ein Asylantrag oft unnötig. Allerdings ist stets eine langfristige Betrachtung angezeigt und für die Zeit nach Eintritt der Volljährigkeit frühzeitig Sorge zu tragen. Auch bezogen auf diese Zeit kann es jedoch sinnvoller sein, sich auf Duldungsgründe (§ 60a AufenthG) zu stützen, die gegenüber der Ausländerbehörde geltend gemacht werden können. Während das Asylverfahren auf Gründe gestützt werden kann, die ihre Ursache in dem Zielstaat einer drohenden Abschiebung haben, kann ein Antrag auf Duldung an die Ausländerbehörde sich auf Gründe stützen, die inlandsbezogen sind, also einen Verbleib im Bundesgebiet gebieten (vgl. auch Hocks und Leuschner 2017). Das können Gründe sein, die mit fehlenden Identitätsnachweisen und Rückreisepapieren zu haben, wobei allerdings in diesen Fällen mit einem erheblichen Druck der Behörden zu rechnen ist, diese zu beschaffen. Außerdem ist die Ausländerbehörde auch ohne die Mitwirkung der Betroffenen vielfach in der Lage, Passersatzpapiere zu beschaffen und die Abschiebung dennoch zu vollziehen, wobei der Abschiebungstermin nicht einmal angekündigt werden darf, wenn bereits eine Frist zur sogenannten freiwilligen Ausreise abgelaufen war (§ 59 Abs. 1 S. 8 AufenthG).

Ein anderer häufiger Grund für die Annahme eines inlandsbezogenen Vollstreckungshindernisses, das der Abschiebung entgegensteht, sind enge familiäre Bindungen, die im Staat der eventuellen Abschiebung zu leben nicht zumutbar wäre und wofür auch Vorwirkungen von Ehe und Familie, beispielsweise einer erst noch zu schließenden Ehe, ausreichen können (Stahmann 2019). Gerade in den letztgenannten Fällen wird man sich allerdings in der Praxis in einen prekären Wettlauf mit der Zeit und einer abschiebungswilligen Ausländerbehörde begeben müssen.

Weiterhin können gesundheitliche Gründe der Abschiebung entgegenstehen, wobei neben zielstaatsbezogenen wegen dort mangelnden Zugangs zu medizinischer Versorgung (§ 60 Abs. 7 AufenthG) gegenüber der Ausländerbehörde inlandsbezogene Hindernisse geltend gemacht werden können. Dabei geht es nicht allein um eine tatsächlich unmögliche Abschiebung wegen „Reiseunfähigkeit", schon gar nicht in der verkürzten Variante einer bloßen Transportunfähigkeit, wie man sich leicht dadurch vergegenwärtigen kann, dass auch

Schwerstverletzte per Flug befördert werden können. Dennoch findet in der Praxis vielfach eine verkürzte Betrachtung Anwendung. Zudem werden oft höchst simple ärztliche „Flugtauglichkeitsbescheinigungen" verfasst, wohingegen an ärztliche Stellungnahmen der Betroffenen völlig übersteigerte Anforderungen gestellt werden (Stahmann 2019). Dabei geht es oftmals um psychische Erkrankungen, namentlich Posttraumatische Belastungsstörungen mit Gefahr der Re-Aktualisierung bei Abschiebung. Sehenden Auges, um den Verbleibensmöglichkeiten dieser Personen im Bundesgebiet einen Riegel vorzuschieben, hat der Gesetzgeber mit dem sogenannten Asylpaket II[17] eine „Gesundheitsvermutung" eingeführt (§ 60a Abs. 2c AufenthG), die anstelle der staatlichen Ermittlungspflicht in verfassungsrechtlich bedenklicher Weise ermöglicht, eine ärztliche Bescheinigung als verspätet vorgelegt zurückzuweisen (§ 60a Abs. 2d AufenthG), und so von der von Abschiebung bedrohten Person gerade auch bei deren psychischer Erkrankung verlangt, sich Zugang zu psychiatrischer Diagnostik zu verschaffen, der in der Praxis allgemein schwer zu erlangen ist.

Eine weitere Möglichkeit, die gerade für junge Menschen oft in Erwägung gezogen wird, ist die sogenannte Ausbildungsduldung (§ 60a Abs. 2 S. 4 AufenthG). Ihre Einführung mit dem Integrationsgesetz, das ansonsten wenig enthielt, was man hätte mit Integration in Verbindung bringen können, stellte eine Verbesserung dar, wenngleich sie nicht humanitären Motiven folgte, sondern den Bedarf an Fachkräften decken sollte[18] und systemwidrig für einen von Anfang an langjährig angelegten Zweck keine Aufenthaltserlaubnis vorsah. Dieses Modell soll nun verfestigt und auf eine „Beschäftigungsduldung" übertragen und zugleich wiederum der Zugang zur Ausbildungsduldung durch Verschärfung der Ausschlussgründe reduziert werden.[19] Ohnehin bestehen Zugangsprobleme insbesondere wegen des Ausschlussgrundes, wonach aufenthaltsbeendende Maßnahmen nicht unmittelbar bevorstehen dürfen (§ 60a Abs. 2 S. 4 AufenthG). Auch hier entsteht in der Praxis ein Wettlauf zwischen dem Interesse von Ausländerbehörden, die Abschiebung zu forcieren und den Stand ihrer Vorbereitung geheim zu halten, und dem Interesse der Betroffenen, in Deutschland eine Ausbildung zu absolvieren.

---

[17]Gesetz zur Einführung beschleunigter Asylverfahren vom 11.03.2016: http://dip21. bundestag.de/dip21/btd/18/075/1807538.pdf. Zugegriffen: 19. März 2019.

[18]http://dip21.bundestag.de/dip21/btd/18/086/1808615.pdf. Zugegriffen: 19. März 2019, Gesetzesbegründung S. 1.

[19]Gesetzesentwurf der Bundesregierung für ein Gesetz über Duldung bei Ausbildung und Beschäftigung http://dip21.bundestag.de/dip21/btd/19/082/1908286.pdf. Zugegriffen: 19. März 2019.

2.3.2 Asylantrag

Die Beschreibung solcher Schwierigkeiten scheint nahezulegen, lieber einen Asylantrag zu stellen, der wenigstens zunächst eine Aufenthaltsgestattung nach sich zieht (§ 55 Abs. 1 S. 1 AsylG). Da ein Asylantrag an sich oder zum falschen Zeitpunkt ganz erhebliche Nachteile nach sich ziehen kann, wäre dies allerdings ein Irrtum.

Einen Asylantrag (schnell) zu stellen, ist etwa sinnvoll, wenn andernfalls die Überstellung innerhalb Europas nach der Dublin-III-Verordnung droht. Nach deren Art. 8 Abs. 4 wird regelmäßig dann Deutschland für die Durchführung des Asylverfahrens zuständig. Allerdings gilt diese Regelung nur für Minderjährige, wohingegen bei Erwachsenen eine Vielzahl an Kriterien greift, die letztlich meist zur Zuständigkeit des Staates der Einreise führen (Art. 7 Dublin-III-Verordnung). Daraus kann sich beispielsweise also durchaus ergeben, dass die Stellung eines Asylantrags sinnvoll ist; wenn die Volljährigkeit naht, muss dies sogar schnell geschehen. Auch wenn der Nachzug der Eltern angestrebt wird, kann dies ein wichtiges Argument für die schnelle Stellung eines Asylantrags sein. Dies setzt allerdings eine Einschätzung voraus, ob er Aussicht auf Erfolg hat (Hocks und Leuschner 2017), die aber ohne kompetente juristische Unterstützung ausgesprochen schwierig ist. Letztere zu finanzieren wird jedoch vielfach sowohl durch die Jugendämter als auch durch die Rechtsprechung abgelehnt, wenngleich es Nischen gibt (Hocks und Leuschner 2017).

Allerdings kann eine voreilige Asylantragstellung bei UMF einschneidende negative Folgen haben. So ist zunächst einmal zu bedenken, dass die Chance auf ein Asylverfahren grundsätzlich nur einmal im Leben besteht. Wird ein Asylantrag gestellt, obwohl es dafür keinen guten Grund gibt, so kann später die Durchführung eines Asylverfahrens nur noch im Wege eines Folgeantrags erreicht werden, was die Wiederaufnahme des vorherigen Asylverfahrens voraussetzt, die wiederum regelmäßig das Vorbringen neuer Tatsachen, und zwar innerhalb von drei Monaten nach ihrem Bekanntwerden, erfordert (§ 71 AsylG i. V. m. § 51 Abs. 1 bis 3 VwVfG). Bei einer Ablehnung des Asylantrags als „offensichtlich unbegründet" ist die Erteilung eines Aufenthaltstitels im Regelfall für die Zukunft ohne Ausreise versperrt (§ 10 AufenthG). Wiederum aufgrund neuerer Regelungen kommen weitere Nachteile eines abgelehnten Asylantrags hinzu. Besonders nachteilig können die Auswirkungen bei Herkunft aus einem sogenannten „sicheren Herkunftsstaat" (§ 29a AsylG) sein. In diesem Fall kann die betreffende Person auch später, sollte sie als Geduldete weiterhin in der Bundesrepublik leben, keine Beschäftigungserlaubnis mehr erhalten (§ 60a Abs. 6 Nr. 3 AufenthG). Ein unnötigerweise gestellter Asylantrag hat also ganz einschneidende Konsequenzen für das weitere Leben. Ist der Zugang zum Arbeitsmarkt unmöglich, so ist damit auch der Weg in ein Bleiberecht blockiert, das von der eigenständigen Sicherung des Lebensunterhalts abhängt. Wird bei Herkunft aus einem solchen Staat dennoch ein Asylantrag gestellt, ist das Verfahren ganz erheblich verkürzt, und das gilt auch für die Rechtsschutzmöglichkeiten. Nun wäre andererseits aber auch eine umgekehrte Herangehensweise gefährlich, bei der aufgrund der benannten Schwierigkeiten von einem Asylantrag generell abgeraten würde, wenn jemand aus einem „sicheren Herkunftsstaat" stammt. Schließlich werden Staaten durch einen Federstrich des Gesetzgebers nicht wirklich „sicher". Vielmehr gilt nur eine gesetzliche Vermutung der Nicht-Verfolgung, die jedoch widerlegt werden kann. Solche hochkomplexen Entscheidungsgrundlagen, deren ständige Änderung und die Folgen, die es etwa hat, einen Asylantrag zu stellen oder nicht, wird ein Amtsvormund oder eine noch so qualifizierte Sachbearbeitung des Jugendamtes kaum im Blick haben können.

Vor diesem Hintergrund mag die Bedeutung der neueren Regelung in § 42 Abs. 2 S. 5 SGB VIII deutlich werden, wonach das Jugendamt zur „unverzüglichen Stellung" eines Asylantrags verpflichtet sein soll, wenn Tatsachen die Annahme rechtfertigen, dass Gründe dafür vorliegen. Dies wurde eingeführt in einer Zeit, in der es Vormünder*innen gab, die serienmäßig für sämtliche ihrer Schützlinge Asylanträge stellten, und Ausländerbehörden, die alles daransetzten, Vormünder*innen zur Stellung von Asylanträgen zu drängen. Hintergrund war dabei schlicht der, dass ein während der Minderjährigkeit nicht gestellter Asylantrag noch nach Eintritt der Volljährigkeit gestellt werden und damit zu einer Verlängerung des Aufenthalts im Bundesgebiet führen kann. Eine gesetzliche Verpflichtung zur Asylantragstellung, auch wenn diese selbstverständlich weiterhin keine pauschale Asylantragstellung ohne Betrachtung des Einzelfalls erlaubt[20], übt weiteren Druck auf Jugendämter und UMF aus, der Anlass zu der Befürchtung gibt, dass Asylanträge ohne ausreichende Vorbereitung durch Vormünder*innen gestellt werden, was bereits vor Existenz der Regelung ein häufig auftretendes Problem darstellte. Hier zeigt sich, dass die neueren rechtlichen Konstruktionen als zentrales Motiv haben, die Abschiebbarkeit von UMF ab Eintritt der Volljährigkeit zu bewerkstelligen, statt ihnen einen weiteren Verbleib ermöglichen zu wollen.

---

[20]Arbeitshilfe unter https://b-umf.de/src/wp-content/uploads/2017/12/2017_09_13_Hinweise_zur_Umsetzung_von__42_Abs._2_Satz_5_SGB_VIII__Verpflichtung_der_Jugend%C3%A4mter_zur_Asylantragstellung.pdf. Zugegriffen: 19. März 2019.

2.3.3   Die Konstruktion punktgenauen Erwachsenwerdens: Elternnachzug zu UMF

Während es in anderen Rechtsgebieten fließende Übergänge zwischen Kindheit und Erwachsenenleben gibt, wie etwa Jugendhilfe für Volljährige bis 27 (§ 41 SGB VIII) oder die Möglichkeit der Anwendung des Jugendstrafrechts auf Heranwachsende (§ 105 JGG), werden UMF im Aufenthaltsrecht als mit Eintritt der Volljährigkeit schlagartig erwachsen und unabhängig konzipiert. Es wird nämlich davon ausgegangen, sie bräuchten ihre Eltern nun nicht mehr. Der Elternnachzug zu UMF wurde bisher, wenn überhaupt, lediglich bis zum Stichtag beginnender Volljährigkeit gewährt.[21] Über eine der am stärksten einschneidenden rechtlichen Verschlechterungen der letzten Jahre, dem fast vollständigen Ausschluss subsidiär Geschützter (§ 4 AsylG) vom Familiennachzug bei gleichzeitiger Änderung der Entscheidungspraxis des BAMF und diverser Obergerichte betreffend „nur" vor dem Krieg geflohene Syrer*innen[22], ist so viel geschrieben worden, dass sie hier nicht vertieft werden soll.[23] Eine interessante Entwicklung gibt es allerdings beim Elternnachzug zu unbegleiteten Minderjährigen (§ 36 Abs. 1 AufenthG), denen eine Aufenthaltserlaubnis auf Grundlage von Zuerkennung der Flüchtlingseigenschaft erteilt wurde (§ 25 Abs. 2 1. Variante AufenthG i. V. m. § 3 Abs. 1 AsylG). Der Europäische Gerichtshof hatte am 12.04.2108 in der Rechtssache A. und S. gegen die Niederlande entschieden, dass die Gewährung des Familiennachzugs nicht – wie es auch in Deutschland geregelt ist – davon abhängen dürfe, wann die Behörden über den Asylantrag entschieden, da sie es andernfalls in der Hand hätten, den Nachzug durch Langsamkeit zu vereiteln.[24] Das Auswärtige Amt erklärte allerdings, dieses Urteil nicht anwenden zu wollen, da den Eltern in Deutschland nach Eintritt der Volljährigkeit des Kindes ohnehin kein Aufenthaltsrecht zustünde.[25] Dass sie aber in aller Regel selbst einen erfolgreichen Asylantrag

---

[21] BVerwG, Urteil vom 18.04.2013, 10 C 9/12, juris.

[22] Für Statistiken u. a. betreffend sogenannte Aufstockungsklagen BT-Drs. 19/6786 vom 02.01.2019 unter http://dip21.bundestag.de/dip21/btd/19/067/1906786.pdf. Zugegriffen: 19. März 2019.

[23] Vgl. z. B. unter https://www.proasyl.de/thema/familiennachzug/. Zugegriffen: 20. März 2019.

[24] Dazu H. Habbe https://www.asyl.net/fileadmin/user_upload/beitraege_asylmagazin/Beitraege_AM_2018/AM18-5_beitrag_habbe.pdf. Zugegriffen: 20. März 2019.

[25] https://www.asyl.net/view/auswaertiges-amt-haelt-eugh-urteil-a-und-s-zum-elternnachzug-nicht-fuer-anwendbar/. Zugegriffen: 20. März 2019.

stellen können, wurde ebenso ausgeblendet wie dass dies gerade das Problem der Konstruktion schlagartig eintretenden Erwachsenseins ist. Immerhin folgt das für den Nachzug allein zuständige Oberverwaltungsgericht Berlin-Brandenburg dieser Auffassung nicht und wendet das EuGH-Urteil auf Deutschland an.[26] Damit hängt die Frage, ob der Elternnachzug noch erfolgen kann, nun nicht mehr vom Zeitpunkt der Entscheidung über den Asylantrag ab, sondern von dem Zeitpunkt, zu dem er gestellt wurde.

2.3.4 Ein Recht zu bleiben?

Im Fall einer Anerkennung durch das BAMF schließt sich in aller Regel problemlos eine Aufenthaltserlaubnis an, im Falle bloßer Duldung während der Minderjährigkeit muss dagegen erst eine Grundlage für eine solche gefunden werden. Neben der klassischen Aufenthaltsverfestigung über Ehe, eigenes Kind oder Adoption gibt es dafür noch andere, wenn auch eingeschränkte Möglichkeiten, auf die hier nur exemplarisch eingegangen werden kann.

In der Zeit vor 2015 wurde eine Reihe von Altfall- und Bleiberegelungen eingeführt, die mit dem Ziel angetreten waren, aufeinanderfolgende „Kettenduldungen" zu vermeiden. Wenn mit dem Fortbestehen von Abschiebungshindernissen bei unverschuldeter Nicht-Ausreise zu rechnen ist, kann eine Aufenthaltserlaubnis aus humanitären Gründen nach § 25 Abs. 5 AufenthG erteilt werden, nach 18 Monaten Dauer dieses Zustandes *soll* sie es. Während diese Norm erlaubt, Ausländer*innen eine Aufenthaltserlaubnis zu erteilen, weil sie de facto im Bundesgebiet verwurzelt sind, auch wenn diese Verwurzelung staatlicherseits nicht intendiert war, stellt sich die Praxis ihrer Anwendung schwierig dar. Dem eher seltenen Fall der Erteilung gehen meist jahrelange Auseinandersetzungen mit der Ausländerbehörde und oft auch Gerichten darüber voraus, ob die Nicht-Ausreise verschuldet war, insbesondere ob „zumutbare Anforderungen zur Beseitigung der Ausreisehindernisse nicht erfüllt" wurden (§ 25 Abs. 5 S. 4 AufenthG).

Nach erfolgreichem Abschluss einer Ausbildung oder eines Hochschulstudiums im Bundesgebiet *kann* für die Ausübung einer dieser Qualifizierung entsprechenden Beschäftigung unter weiteren Voraussetzungen eine Aufenthaltserlaubnis erteilt werden. Diese Anforderungen sind hoch, es muss erst einmal – bei bestehender Duldung – eine entsprechende Beschäftigung gefunden werden.

---

[26]https://www.nds-fluerat.org/37131/aktuelles/nachzug-zu-volljaehrig-gewordenem-fluechtling-ovg-berlin-brandenburg-verpflichtet-zur-visumserteilung/. Zugegriffen: 20. März 2019.

Eine andere Möglichkeit der Verfestigung des Aufenthalts von Geduldeten ist die Aufenthaltsgewährung für gut integrierte Jugendliche und Heranwachsende (§ 25a AufenthG). Nach einer Gesetzesänderung kommt diese Regelung nunmehr auch für (ehemalige) UMF in Betracht, allerdings nur dann, wenn sie im Alter von unter 17 Jahren eingereist sind, weil der Antrag nur im Alter zwischen 14 und 21 Jahren gestellt werden kann und – neben anderem mehr – vorausgesetzt ist, dass bis dahin ein mindestens vierjähriger Aufenthalt in der Bundesrepublik bestand. Solange sich der junge Mensch in einer schulischen, beruflichen oder Hochschul-Ausbildung befindet, schließt – anders als im aufenthaltsrechtlichen Regelfall – die Inanspruchnahme öffentlicher Leistungen zur Sicherstellung des eigenen Lebensunterhalts die Erteilung der Aufenthaltserlaubnis nicht aus. Dabei können auch Ehegatt*innen, Lebenspartner*innen und Kinder des jungen Menschen über diesen ein Bleiberecht erhalten, wenn sie gemeinsam in familiärer Gemeinschaft leben.

2.4 Folgen der Verurteilung wegen Straftaten

Die Möglichkeiten, eine Aufenthaltserlaubnis zu erhalten, reduzieren sich ganz erheblich weiter, wenn Straftaten hinzukommen. Dieses Problem wird gerne ausgeblendet, wird doch befürchtet, in der aktuell aufgeheizten politischen Situation unnötige Assoziationen zwischen UMF und Straffälligkeit zu wecken. Delinquenz ist jedoch im Jugendalter ubiquitär und Teil eines normalen Entwicklungsprozesses. UMF haben bereits aufgrund der statistischen Zusammensetzung als Gruppe ein erhöhtes Risiko, strafrechtlich in Erscheinung zu treten (jung, vorwiegend männlich und in Städten lebend), sodass es auf die Frage, inwieweit sich etwa die instabilen Lebenslagen mit ständiger Befürchtung, abgeschoben zu werden, als delinquenzfördernd auswirken, gar nicht mehr ankommt, um die Relevanz des Themas zu erkennen. Nach § 25a Abs. 3 AufenthG etwa ist die Erteilung einer Aufenthaltserlaubnis bei einer Verurteilung wegen vorsätzlicher Straftaten ausgeschlossen. Außer Betracht bleiben lediglich Geldstrafen bis zu 90 Tagessätzen bei ausländerspezifischen Tatbeständen, wie z. B. unerlaubter Einreise, und ansonsten von 50 Tagessätzen. Die Grenze von 50 Tagessätzen ist im Aufenthaltsrecht verbreitet. Sie ist besonders hinterhältig gewählt, weil bekannt ist, dass auch geringfügige Straftaten wie Ladendiebstahl, Schwarzfahren, Besitz geringer Mengen von Cannabisprodukten u. Ä. gerne mit Geldstrafen von 60 Tagessätzen geahndet werden, und weil Gerichte in Monatsschritten der bei Nichtzahlung abzuleistenden Ersatzfreiheitsstrafe zu denken gewohnt sind. Wer also mehr als

30 Tagessätze bekommen soll, bekommt in der Regel 60 und nicht 50. Jugendliche können zudem überhaupt keine Geldstrafe bekommen, sondern entweder jugendstrafrechtliche Erziehungsmaßregeln oder Zuchtmittel unterhalb einer Verurteilung oder eben eine Jugendstrafe. Auch wenn diese zur Bewährung ausgesetzt wird, schließt sie jedoch eine Aufenthaltserlaubnis nach dieser Vorschrift (und parallel dazu auch nach anderen) aus.

Zudem wurde das Ausweisungsrecht unmittelbar nach der als „Kölner Ereignisse" bekannt gewordenen Silvesternacht 2015/2016 gleich mehrfach erheblich verschärft (vgl. Walburg 2016), obwohl just in dieser Nacht erst ein neues Ausweisungsrecht in Kraft getreten war. Heute begründet daher schon die Verurteilung zu einer Jugendstrafe von einem Jahr unter zusätzlichen, nicht sehr hohen Voraussetzungen, ein „besonders schwerwiegendes Ausweisungsinteresse" (§ 54 Abs. 1 Nr. 1a AufenthG), auch wenn die Strafe zur Bewährung ausgesetzt wurde,[27] während nach vorherigem Recht erst bei einer Verurteilung zu zwei Jahren ohne Bewährung über die bloße Ermessensausweisung hinausgegangen wurde. Die Neuregelung widerspricht diametral dem Grundgedanken des Jugendstrafrechts, wonach die Jugendstrafe erzieherische Wirkung haben soll. Zudem wird mit der Aussetzung einer Freiheits- oder Jugendstrafe zur Bewährung zum Ausdruck gebracht, dass das Gericht die Sozialprognose als günstig ansieht. Die Ausweisung soll jedoch nach der Rechtstheorie eine Maßnahme lediglich der Gefahrenabwehr sein, keine Strafe (vgl. auch Graebsch 1998, 2011, 2012). Welche Gefahr hier abgewehrt werden soll, wenn das Straf- oder Jugendgericht diese für gering hielt, wird versucht über einen „anderen Prognosemaßstab" zu begründen, dessen Eigenarten allerdings bislang offen blieben, außer dass es jedenfalls kein Sachverständigengutachten braucht (vgl. auch Graebsch 2009). Tatsächlich gilt für Verurteilte mit nichtdeutscher Staatsangehörigkeit nicht nur ein anderer Prognosemaßstab, sondern es werden völlig andere Rechtsstandards zugrunde gelegt. Dabei wird über den Umweg des Aufenthaltsrechts das doch an sich für alle gleichermaßen geltende Strafrecht bezogen auf diesen Personenkreis in seinen Schutzgarantien ausgehebelt. Dieses Ergebnis der Vermischung beider Rechtsgebiete ist es, das unter dem Stichwort *Crimmigration* diskutiert wird (Stumpf 2006).

---

[27]Gesetzentwurf zur erleichterten Ausweisung von straffälligen Ausländern und zum erweiterten Ausschluss der Flüchtlingsanerkennung bei straffälligen Asylbewerbern vom 11.03.2016 http://dip21.bundestag.de/dip21/btd/18/075/1807537.pdf. Zugegriffen: 19. März 2019.

Die betroffenen jungen Menschen werden aufenthaltsrechtlich marginalisiert, d. h. entweder in die Abschiebung oder die Duldung gedrängt. Sie erleiden dadurch einen Rechtsverlust, der faktisch zur zusätzlichen Strafe gerät, eine Art Ausweisung aus dem Recht unter Anwendung eines „Gastrechts" auch auf Personen, die hier geboren oder als Minderjährige eingereist sind (Graebsch 2012). Während die rechtliche Situation für Geduldete in den letzten Jahren verbessert wurde, können jedoch unter anderem in Verbindung mit (Verdacht auf) Straftaten im Einzelfall Beschränkungen angeordnet werden (§ 61 Abs. 1c Nr. 1 u. 2 AufenthG). Eine prekäre Lebenssituation kann die Wahrscheinlichkeit weiterer Straftaten, etwa Verletzung der abgeschafften, dann wieder aktivierbaren Residenzpflicht, erhöhen. Besonders bedenklich ist auch, dass ab einer Jugendstrafe von einem Jahr, und sei sie zur Bewährung ausgesetzt, eventuell sogar die Flüchtlingseigenschaft verneint werden kann, was zuvor nur bei einer Freiheitsstrafe ab drei Jahren nach Erwachsenenstrafrecht möglich war (§ 60 Abs. 8 AufenthG). Es kann dann sogar schon während des laufenden Asylverfahrens eine Abschiebung erfolgen (§ 60 Abs. 7 AufenthG).

In noch einmal besonderem Maße unklarer Prognostik ausgesetzt sind die Betroffenen, wenn sie von den Sicherheitsbehörden als „Gefährder" oder „Gefährderin" eingestuft werden (Graebsch 2019). In diesem Zusammenhang besteht die rechtliche Möglichkeit einer Abschiebungsanordnung ganz ohne Ausweisung, Androhung der Abschiebung und Möglichkeit eines Asylverfahrens (§ 58a AufenthG) ohne auch nur einen Verdacht auf in der Vergangenheit begangene Straftaten, lediglich auf Grundlage einer zukunftsbezogenen Verdächtigung (Pre-Crime). Im prominenten Fall eines jungen Mannes, der im Kleinkindalter mit seinen Eltern aus Dagestan eingereist war, wurde ihm diese Abschiebungsanordnung zusammen mit seiner Inhaftierung in Abschiebungshaft ohne Vorwarnung an seinem 18. Geburtstag überreicht.[28]

2.5 Fazit und Ausblick

Die exemplarische Auswertung für UMF relevanter Rechtsvorschriften ergibt, dass diese bis zur Volljährigkeit durchaus als schutzbedürftige Gruppe behandelt werden. Allerdings hat dieser Schutz eine bevormundende Ausrichtung, indem

---

[28]BVerwG 1 A 4.17, vertreten von der Autorin, zur Geschichte: https://www.ndr.de/fernsehen/sendungen/panorama3/Abschiebe-Stopp-fuer-Gefaehrder-bei-drohender-Folter,gefaehrder206.html. Zugegriffen: 20. März 2019.

den UMF kein realistisch durchsetzbares Recht auf eigenständiges Mündigwerden zugebilligt wird. Sie werden vielmehr im Bundesgebiet mit einem durch das erste zuständige Jugendamt festgesetzten Alter umverteilt, ohne sich effektiv gegen Entscheidungen wehren zu können, die sie für falsch halten. Dies betrifft sogar die ebenso schwierige wie zukunftsträchtige Frage, ob während der Minderjährigkeit ein Asylantrag gestellt oder auf aufenthaltsrechtlichen Schutz vor Abschiebung gesetzt werden sollte. Gleichzeitig mit diesem bevormundenden Schutz wird rechtlich bereits während der Minderjährigkeit das Erwachsenwerden in den Blick genommen und bezogen auf diesen Zeitpunkt Abschiebbarkeit konstituiert. Die aufenthaltsrechtlichen Perspektiven für Integration in dieser Phase prekären Erwachsenwerdens sind daher gering, gelingen dennoch Integrationsgewinne, werden sie in einem bleiberechtlichen Nadelöhr unter Umständen honoriert, die von den UMF nur wenig beeinflussbar sind. Ein rigider Ausschluss von aufenthaltsrechtlicher Integration erfolgt im Falle strafrechtlicher Auffälligkeit ohne Rücksicht auf deren jugendtypisches Auftreten und günstige Prognosen. Sie werden entweder abgeschoben oder fristen vieler Rechte entkleidet ein Dasein als *crimmigrant bodies*. Die Tendenz zur Schaffung rechtloser Gruppen würde mit der Kreation eines offiziellen Papiers unterhalb der Duldung, wie es im „Geordnete-Rückkehr"-Gesetzesentwurf vorgesehen ist, noch einmal enorm befördert, auch wenn sich Ausländerbehörden zu diesem Zweck bereits heute diverser für diesen Zweck vorgesehener Bescheinigungen bedienen, wie der „Grenzübertrittsbescheinigung" oder rechtlich nicht existenter Vorbescheinigungen für UMF anstelle einer Duldung, um sie zur Stellung eines Asylantrags zu drängen.

Literatur

Bosworth, M. (2018). Immigration Detention, Punishment and the Transformation of Justice (2018). Social & Legal Studies. 27(3); Criminal Justice, Borders and Citizenship Research Paper No. 3166856. https://ssrn.com/abstract=3166856. Zugegriffen: 19. März 2019.

Franko Aas, K. (2011). ‚Crimmigrant' bodies and bona fide travelers: Surveillance, citizenship and global governance. *Theoretica Criminology, 15*(3), 331–346.

Graebsch, C. (1998). Ausweisung als Strafe oder: Das geteilte Dealerbild des Rechts. In H. Schmidt-Semisch & B. Paul (Hrsg.), *Drogendealer. Ansichten eines verrufenen Gewerbes* (S. 109–123). Freiburg i. Br.: Lambertus.

Graebsch, C. (2009). Der Gesetzgeber als gefährlicher Wiederholungstäter. Empirische Erkenntnis über Kriminalprävention und Kriminalprognose im Recht der Sicherungsverwahrung sowie bei der ausländerrechtlichen Ausweisung. In H. E. Müller, G. M. Sander, & H. Válkova (Hrsg.), *Festschrift für Ulrich Eisenberg zum 70. Geburtstag* (S. 725–740). München: Beck.

Graebsch, C. (2011). Punitivität im Aufenthaltsrecht für MigrantInnen – Eine Einschätzung aus juristischer Sicht. In B. Dollinger & H. Schmidt-Semisch (Hrsg.), *Gerechte Ausgrenzung? Wohlfahrtsproduktion und die neue Lust am Strafen* (S. 281–296). Wiesbaden: VS Verlag.

Graebsch, C. (2012). Abgeschoben in die Duldung – Ausweisung aus dem Recht? Die zusätzlichen Folgen eines Straftatverdachts für Nicht-EU-BürgerInnen. In A. Pilgram, L. Böllinger, M. Jasch, S. Krasmann, C. Prittwitz, H. Reinke, & D. Rzepka (Hrsg.), *Einheitliches Recht für die Vielfalt der Kulturen? Strafrecht und Kriminologie in Zeiten transkultureller Gesellschaften und transnationalen Rechts* (S. 315–330). Wien: LIT.

Graebsch, C. (2016). Bevormundet und schutzlos? Lebenslagen von UMF aufgrund neuerer Rechtslage. *Sozialmagazin, 1,* 87–99.

Graebsch, C. (2017). Resozialisierungsauftrag bei Nichtdeutschen. In H. Cornel, G. Kawamura-Reindl, & B.-R. Sonnen (Hrsg.), *Handbuch Resozialisierung* (S. 433–448). Baden-Baden: Nomos.

Graebsch, C. (2019). Die Gefährder des Rechtsstaats und die Europäische Menschenrechtskonvention. Von Sicherungsverwahrung und „unsound mind" zum Pre-Crime-Gewahrsam? In I. Goeckenjan, J. Puschke, & T. Singelnstein (Hrsg.), *Für die Sache – Kriminalwissenschaften aus unabhängiger Perspektive. Festschrift für Ulrich Eisenberg zum 80. Geburtstag* (S. 312–325). Berlin: Duncker & Humblot.

Hocks, S., & Leuschner, J. (2017). *Unbegleitete minderjährige Flüchtlinge. Vertretung, Asylverfahren, Aufenthalt. Ein Leitfaden für die Praxis.* Regensburg: Walhalla und Praetoria.

Kirchhoff, G. (2016). jurisPR-SozR 2/2016 Anm. 1 *Das Gesetz zur Verbesserung der Unterbringung, Versorgung und Betreuung ausländischer Kinder und Jugendlicher. 21. 1. 2016,* juris: Das Rechtsportal.

Marx, R. (2015). Der asyl- und aufenthaltsrechtliche Rahmen für unbegleitete minderjährige Flüchtlinge. *Jugendhilfe, 53,* 110–115.

Oberhäuser, T. (Hrsg.). (2019). *Migrationsrecht in der Praxis.* Baden-Baden: Nomos.

Ronte, L. (2018). *Asylantrag gestellt: Was dann? Rechtliche Grundlagen und Praxishinweise zum Asylverfahren und zur Familienzusammenführung.* Göttingen: Vandenhoeck und Ruprecht.

Singh Bhui, H. (2018). Understanding Muslim Prisoners through a Global Lens. In M. Bosworth, A. Parmar, & Y. Vázquez (Hrsg.), *Race, Criminal Justice and Migration Control. Enforcing the Boundaries of Belonging.* Oxford: Oxford University Press.

Stahmann, R. (2019). § 9 Duldung und Abschiebung. In T. Oberhäuser (Hrsg.), *Migrationsrecht in der Beratungspraxis* (S. 389–427). Baden-Baden: Nomos.

Stumpf, J. P. (2006). The crimmigration crisis: Immigrants, crime, and sovereign power. *American University Law Review, 56,* 367–419.

Walburg, C. (2016). „Crimmigration": Die Ausweisung als Mittel der Migrations- und Kriminalitätskontrolle. *Neue Kriminalpolitik, 28,* 378–388.

Partizipation und Integration von unbegleiteten minderjährigen Geflüchteten als pädagogische Herausforderung der Kinder- und Jugendhilfe

3

Kemal Bozay

Zusammenfassung

Der vorliegende Beitrag dokumentiert, welchen Stolpersteinen und Herausforderungen junge Menschen mit Fluchtgeschichte im Einwanderungsland Deutschland begegnen. Unbegleitete minderjährige Geflüchtete machen für die Jugendhilfe aktuell eine wichtige Zielgruppe aus. Daher muss sich das Arbeitsfeld der Kinder- und Jugendhilfe adressatenspezifisch den neuen Bedingungen und Herausforderungen wie zum Beispiel Sprachbarrieren, Partizipation und Asylrecht im Rahmen des Kinderschutzes stärker stellen. Hier gilt es einerseits die unterschiedlichen Differenzebenen wie beispielsweise Migrations- und Fluchtursachen, soziale, ökonomische, kulturelle, bildungsbezogene, sozio-geografische, rechtliche Rahmenbedingungen, Alter, Geschlecht, ethnische Zugehörigkeit, Religion und Migrationsbiografien zu erkennen und andererseits mit möglichst wenig verfestigten Stereotypen und Bildern an die geflüchteten Jugendlichen heranzutreten. Deshalb werden in diesem Artikel die Aspekte des ressourcenorientierten, migrations- und differenzsensiblen pädagogischen Handelns als Herausforderung für die Kinder- und Jugendhilfe thematisiert.

K. Bozay (✉)
Studiengang Soziale Arbeit, Internationale Hochschule Duales Studium (iubh), Düsseldorf, Deutschland
E-Mail: k.bozay@iubh-dualesstudium.de

© Springer Fachmedien Wiesbaden GmbH, ein Teil von Springer Nature 2019
K. Nowacki und S. Remiorz (Hrsg.), *Junge Geflüchtete in der Jugendhilfe*, Edition Centaurus – Jugend, Migration und Diversity,
https://doi.org/10.1007/978-3-658-26777-3_3

3.1 Einleitung

Im Jahr 2016 waren über 65 Mio. Menschen weltweit auf der Flucht. Auch in Deutschland gab es seit dem Zweiten Weltkrieg noch nie so viele Geflüchtete. Die Zahl unbegleiteter minderjähriger Flüchtlinge (UMF) und junger Volljähriger stieg rasant an (BumF e. V. 2015). Die neuen Flüchtlingsbewegungen schaffen auch hierzulande einen gesellschaftlichen Umbruch, der sowohl die gesamte Gesellschaft als auch die Kinder- und Jugendhilfeeinrichtungen vor neue Herausforderungen stellt. Insbesondere die Jugendhilfe als Institution steht vor der Aufgabe, sich im Kontext der Arbeit mit jungen Geflüchteten handlungsorientiert auf neue Entwicklungen und Veränderungen einzustellen.

Die unterschiedlichen Handlungsfelder und Herausforderungen der Sozialen Arbeit in der Kinder- und Jugendhilfe sind gesetzlich im Sozialgesetzbuch VIII (SGB VIII) verankert. Dort wird insgesamt das Recht auf Bildung, Erziehung und auf Leistungen der Jugendhilfe beschrieben. Insbesondere eine gleichberechtigte Unterstützung von Kindern und Jugendlichen mit belastenden Biografien, unabhängig von ihrer kulturellen oder ethnischen Zugehörigkeit, gehört zu den bedeutenden Aufgaben des Kinder- und Jugendhilfegesetzes gemäß § 1 SGB VIII. In diesem Kontext steht auch die Soziale Arbeit als Menschrechts- und Gerechtigkeitsprofession vor der Herausforderung, die gesellschaftliche Partizipation und Integration von jungen Geflüchteten zu fördern und aktiv zu unterstützen. Sozialarbeiter*innen leisten hierbei Hilfestellungen zum Abbau von Diskriminierung, Defiziten, Belastungen und Gefährdungen. Ferner geht es darum, die sozialen Kompetenzen und Ressourcen von jungen Menschen zu fördern und im sozialen Kontext ihre Partizipation und Integration in gesellschaftliche Strukturen zu verbessern. Gerade Kinder und Jugendliche, die unbegleitet nach Deutschland fliehen, benötigen umso mehr eine stärkere Begleitung und Unterstützung in der Bewältigung ihrer Fluchtbiografie (häufig mit posttraumatischen Folgen) und Alltagsbelastungen.

Da unbegleitete minderjährige Geflüchtete gegenwärtig für die Jugendhilfe eine wichtige Zielgruppe ausmachen, muss sich auch die Kinder- und Jugendhilfe den neuen Bedingungen und Herausforderungen wie zum Beispiel Sprachbarrieren, Partizipation und Asylrecht im Rahmen der erzieherischen Hilfen stärker stellen. Benötigt wird eine adressatenspezifische Neuausrichtung der Kinder- und Jugendhilfe als Institution.

Gerade pädagogische Fachkräfte, die in den verschiedenen Handlungsfeldern der Sozialen Arbeit geflüchteten Menschen begegnen, erkennen schnell, dass die klassischen pädagogischen Konzepte, Methoden und Instrumente nicht ausreichend sind, um mit der Zielgruppe der jungen Geflüchteten erfolgreich zusammenarbeiten zu können. Hier können die Anforderungen an ein kompetentes sozialpädagogisches Handeln auch zu einer Überforderung führen. Daher ist es aus fachlicher Sicht wichtig, die fluchtbezogenen Rahmenbedingungen und Biografien sowie die kulturellen Prägungen und Erwartungen der jungen Geflüchteten für die soziale und pädagogische Arbeit hinreichend zu berücksichtigen. Hier gilt es einerseits die unterschiedlichen Differenzebenen wie beispielsweise Migrations- und Fluchtursachen, soziale, ökonomische, kulturelle, bildungsbezogene, sozio-geografische, rechtliche Rahmenbedingungen, Alter, Geschlecht, ethnische Zugehörigkeit, Religion und Migrationsbiografien zu beachten und andererseits mit möglichst wenig verfestigten Stereotypen und Bildern an die geflüchteten Jugendlichen heranzutreten. Deshalb wird hier im Kontext des Kinderschutzes in der Migrationsgesellschaft ein ressourcenorientiertes migrations- und differenzsensibles Handeln benötigt (Bozay 2017).

3.2 Unbegleitete minderjährige Geflüchtete im Fokus der Jugendhilfe

Im Folgenden werden verschiedene Aspekte zu den Hintergründen und besonderen Aufgaben der Jugendhilfe in Bezug auf unbegleitete minderjährige Geflüchtete erläutert.

3.2.1 Zu den Begriffen „Flucht", „Asyl" und „Flüchtling"

Die gegenwärtig im öffentlich-medialen Kontext benutzten Begriffe „Flüchtling" und „Asylant" tragen gerade für die Soziale Arbeit als Menschenrechtsprofession problematische Züge. Daher werden sie auch im gesellschaftlichen Kontext sehr kontrovers diskutiert. Hinzu kommt, dass beide Begriffe diffamierend sind und ausgrenzende Zuschreibungen naturalisieren. Der negativ konnotierte Terminus „Flüchtling" verharmlost teilweise die prekäre Lage fliehender Menschen und verdrängt insgesamt die Fluchtdimensionen. Außerdem bewirkt der Begriff eine Nivellierung: Individuen mit sehr unterschiedlichen Fluchtbiografien und Lebenseinstellungen werden zu einer homogenen Gruppe erklärt.

Gerade der „Flüchtlingsbegriff" stützt sich grundlegend auf die Genfer Flüchtlingskonvention von 1951 und entspricht nicht mehr den modernen

Voraussetzungen der Gegenwart. So definiert Artikel 1 der Genfer Flüchtlingskonvention einen Flüchtling als Person, die

> „[...] aus der begründeten Furcht vor Verfolgung wegen ihrer Rasse, Religion, Nationalität, Zugehörigkeit zu einer bestimmten sozialen Gruppe oder wegen ihrer politischen Überzeugung sich außerhalb des Landes befindet, dessen Staatsangehörigkeit sie besitzt, und den Schutz dieses Landes nicht in Anspruch nehmen kann oder wegen dieser Befürchtungen nicht in Anspruch nehmen will" (Genfer Flüchtlingskonvention über die Rechtsstellung der Flüchtlinge von 1951).

Hier zeigt sich, dass die Fragestellung, wer unter der Kategorie „Flüchtlinge" subsumiert werden kann, eher eine juristische und politische Auseinandersetzung darstellt. Die Anerkennung als „Asylberechtigter oder als Flüchtling im Sinne der Vorgaben der Genfer Flüchtlingskonvention begründet einen Anspruch auf Aufenthalt und schützt vor Abschiebungen" (Scherr 2015, o. S.). Denjenigen Geflüchteten, die aus Gründen wie Armut, Wirtschaftskrisen oder Umweltzerstörungen geflohen sind, wird diese Schutzbedürftigkeit dagegen aberkannt. Das Resultat dieser Politik ist in Deutschland schließlich eine willkürliche Abschiebungspraxis (Scherr 2015).

3.2.2 Unbegleitete minderjährige Geflüchtete und separated children

Die rechtliche Stellung für ein minderjähriges geflüchtetes Kind beziehungsweise einen Jugendlichen bis zum 18. Lebensjahr in Deutschland hat folgeschwere Auswirkungen, denn wenn die minderjährige Person „nicht von einer Person begleitet wird, die für sie nach Maßgabe des anzuwendenden Rechts der elterlichen Sorge die rechtliche Verantwortung übernimmt" (Peter 2003, S. 33), wird sie unter die staatliche Obhut genommen. An dieser Stelle ist jedoch wichtig darauf hinzuweisen, dass in Deutschland eine minderjährige Person gemäß § 80 Abs. 1 AufenthG „fähig zur Vornahme von Verfahrenshandlungen" ist. Damit liegt hier eine Gleichordnung zu Erwachsenen vor. Die Europäische Union erklärt einen „unbegleiteten Minderjährigen" als einen Menschen,

> „[...] der ohne Begleitung eines für ihn nach dem Gesetz oder der Praxis des betreffenden Mitgliedsstaats verantwortlichen Erwachsenen in das Hoheitsgebiet eines Mitgliedstaats einreist, solange er sich nicht tatsächlich in der Obhut eines solchen Erwachsenen befindet, dies schließt Minderjährige ein, die nach der Einreise in das Hoheitsgebiet eines Mitgliedstaats dort ohne Begleitung zurückgelassen wurden" (Amtsblatt der Europäischen Union, Richtlinie 2001/55/EG vom 20.07.2001).

Bei dieser Richtlinie wird ersichtlich, dass ein unbegleiteter Geflüchteter jemand ist, der ohne den Schutz und die Sicherheit eines Erwachsenen die Flucht aus seinem Herkunftsland ergreifen musste. Im Fachdiskurs werden solche Kinder und Jugendliche als „unbegleitete minderjährige Flüchtlinge" bzw. *„separated children"* bezeichnet (Hargasser 2014, S. 499). Der entwickelte Terminus „unbegleiteter minderjähriger Flüchtling" steht dabei in Relation „von regulärer und irregulärer Migration, freiwilliger Migration bzw. Zwangsmigration, Ein- und Auswanderung, Asylrecht und Kindeswohl" (Hargasser 2014, S. 50).

3.2.3 Stolpersteine zwischen Jugendhilfe und Asylgesetzgebung

Die Kinder- und Jugendhilfe ermöglicht gegenwärtig ein breites Spektrum an Angeboten erzieherischer Hilfen. Dabei bilden die Rechte von Kindern und Jugendlichen ein wesentliches Element der Kinder- und Jugendhilfe, denn Kinderrechte haben im Rechtsverständnis einen besonderen Status.

Grundlegend ist, ob angesichts der neuen Fluchtbewegungen geeignete Angebote und Fördermöglichkeiten für die Adressatengruppe der Geflüchteten, insbesondere der jungen Geflüchteten existieren. Nicht selten besteht die erste Hürde schon darin, passgenaue Hilfen einzurichten und ihre Finanzierung abzusichern. Daher gestaltet es sich insbesondere für die Zielgruppe der geflüchteten Menschen häufig als schwierig, an die jeweilige Lebenslage angepasste individuelle Hilfen zu gestalten und anzubieten. Hier besteht das Risiko, dass einzelne junge Geflüchtete durch das Netz des Jugendhilfesystems fallen, da ihr Bedarf auch rechtlich nicht eindeutig definiert werden kann.

In der Arbeit mit geflüchteten Jugendlichen sowie mit unbegleiteten minderjährigen Geflüchteten geht es nicht nur um gesellschaftliche Barrieren, sondern häufig auch um rechtliche Stolpersteine, die die effektive Arbeit der Jugendhilfe und der pädagogischen Fachkräfte erschweren und/oder verhindern. Wenn es um junge Geflüchtete geht, zeigt sich daher eine wichtige Spannung zwischen Jugendhilfe und Asylgesetzgebung. Die Arbeit mit geflüchteten Jugendlichen bewegt sich grundlegend „in einem Spannungsfeld widersprüchlicher Interessen" (Stauf 2012, S. 74). Damit ist der Gegensatz zwischen den gesetzlichen Rahmenbedingungen des SGB VIII, welche sich auf Integration und Schutz fokussieren, und dem Verfahren des Asyl- und Aufenthaltsgesetzes gemeint.

So formuliert § 1 Abs. 1 SGB VIII, dass jeder junge Mensch ein Recht auf Förderung seiner Entwicklung und auf Erziehung zu einer eigenverantwortlichen und gemeinschaftsfähigen Persönlichkeit hat. Doch wenn wir uns näher mit dem Geltungsbereich auseinandersetzen, so erkennen wir in § 6 Abs. 2, dass „Ausländer*innen" nur dann Leistungen nach dem SGB VIII beanspruchen können, wenn sie rechtmäßig oder aufgrund einer ausländerrechtlichen Duldung ihren gewöhnlichen Aufenthalt hierzulande haben. Hier ist zu erkennen, dass eine pädagogische Hilfe an den Aufenthaltsstatus der Personengruppe gekoppelt ist. Hinzu kommt, dass auf dieser Grundlage „ausländische" Kinder und Jugendliche, die nicht aus einem Staat der EU kommen, nach Inanspruchnahme von Leistungen nach dem SGB VIII auch mit Restriktionen rechnen können. Besitzen die Kinder und Jugendlichen beziehungsweise ihre Personensorgeberechtigten keinen verfestigten Aufenthalt wie beispielsweise eine Duldung, so können die Kinder und Jugendlichen wegen der Inanspruchnahme von Maßnahmen aufenthaltsrechtliche Probleme bekommen, wie es dazu in § 6 Abs. 2 und 4 SGB VIII heißt. In § 55 des Aufenthaltsgesetzes ist sogar eine Ermessensausweisung definiert:

> „Ein Ausländer kann insbesondere ausgewiesen werden, wenn er […] Hilfe zur Erziehung außerhalb der eigenen Familie in der Hilfe für Volljährige nach dem SGB VIII erhält; das gilt nicht für einen Minderjährigen, dessen Eltern oder dessen allein personenberechtigter Elternteil sich rechtmäßig im Bundesgebiet aufhalten" (§ 55 AufenthG, Abs. 2).

Auch hierin sind die restriktiven Regelungen im Falle einer Inanspruchnahme der erzieherischen Hilfen zu erkennen. Rechtliche Schwierigkeiten zeigen sich auch in der engen pädagogischen Begleitung und Unterstützung von unbegleiteten minderjährigen Geflüchteten. Hier besteht das grundlegende Problem darin, dass die Bestimmungen der Kinder- und Jugendhilfe nach SGB VIII in Widerspruch zu den gesetzlichen Rahmenbedingungen der Ausländer- und Asylgesetzgebung stehen. Während die Kinder- und Jugendhilfe den Anspruch hat, junge Menschen gesellschaftlich zu integrieren und zu fördern, fordert die Asylgesetzgebung anlehnend an Dublin II und III die Rückführung von Flüchtlingen. Das Problem besteht insbesondere darin, dass dem Kinder- und Jugendhilferecht prinzipiell die aufenthaltsrechtliche Entsprechung fehlt. Daher besteht Nachholbedarf aufseiten des Systems zu den Punkten Aufenthalt und Asyl. Grundlegend ist, dass dieses Thema sich an den zentralen Normierungen des SGB VIII zu Kindesschutz und Kindeswohl orientieren muss (Bozay 2017).

3.2.4 Unbegleitete minderjährige Geflüchtete und Kinderschutz

Im Umgang mit UMF gibt es in Deutschland drei rechtliche Grundlagen: die UN-Kinderrechtskonvention, das Kinder- und Jugendhilfegesetz im Sozialgesetzbuch VIII und das Ausländerrecht (AufenthG und AsylG). Während die erstgenannten sich ergänzen, steht das Ausländerrecht oftmals in Konkurrenz zu ihnen. Beispielsweise galten nach der Ausländer- und Asylgesetzgebung bis zur Gesetzesnovellierung im November 2015 alle ausländischen Jugendlichen (auch junge Geflüchtete) mit Vollendung des 16. Lebensjahres als handlungs- und verfahrensfähig (BumF e. V. 2015).

Nach § 42 SGB VIII stehen die Jugendämter mit dem Fokus auf das Kindeswohl in der Pflicht, unbegleitete minderjährige Flüchtlinge in Obhut zu nehmen, wenn sich keine zuständigen Erziehungsberechtigten innerhalb Deutschlands aufhalten. Eine Inobhutnahme findet dann statt, wenn das Wohl des Kindes gefährdet ist. Die Situation, als Kind oder minderjähriger Jugendlicher unbegleitet in Deutschland einzureisen, gehört zweifelsohne in den rechtlichen Rahmen der Kindeswohlgefährdung. Daher dient die Inobhutnahme in erster Linie dem Schutz des geflüchteten Kindes oder Jugendlichen.

Nach der Inobhutnahme findet eine gesetzliche Altersfeststellung statt. Dem folgt dann ein Clearing-Verfahren beim zuständigen Jugendamt, in dem Fragen wie Unterbringung, Vormundschaft, Meldung bei den beteiligten Behörden, Asylverfahren, Gesundheitsfürsorge, Sozialanamnese, Hilfeplangespräche, Schule oder Ausbildung geklärt werden. In der Regel wird dann eine gesetzliche Vormundschaft eingerichtet, mit deren Hilfe ein Antrag auf Hilfen zur Erziehung nach § 27 ff. SGB VIII gestellt werden kann, woraufhin die Unterbringung im Rahmen der Jugendhilfe erfolgt.

Gerade im Kontext des Kinderschutzes von unbegleiteten minderjährigen Geflüchteten ist die freie und öffentliche Kinder- und Jugendhilfe herausgefordert, migrations- und differenzsensibel zu handeln. Dabei geht es in erster Linie um Verständnis, Empfänglichkeit und Empathie für die verschiedenen Facetten der Flucht und die besonderen Biografien. Ausschlaggebend ist hier vor allem die pädagogische Kenntnis über die Sozialisationsbedingungen, Denkweisen und Lebenswelten von Menschen mit Migrations- und Fluchtgeschichte. Die Herausforderung besteht insbesondere in der Arbeit mit Kindern und Jugendlichen, wenn den geflüchteten Kindern und Jugendlichen keinerlei Kenntnisse von Regeln, Werten und Strukturen der Aufnahmegesellschaft vermittelt wurden oder wenn es keine Eltern gibt, die diese Werte hätten vermitteln können. Insbesondere in der pädagogischen Kinderschutzarbeit sind diese Fähigkeiten und Kenntnisse zugleich Schlüsselkompetenzen, um vorhandene Ressourcen und Barrieren besser zu erkennen, eine vertrauensvolle Ebene der Zusammenarbeit zu sichern und zugleich angemessene Hilfe- und Schutzpläne für Kinder und Jugendliche zu entwickeln (Meyer 2014).

3.3   Fluchtursachen bei Jugendlichen

Die Fluchtgründe bei geflüchteten Kindern und Jugendlichen sind sehr verschieden und individuell. Klar ist, dass nahezu alle Fluchtbiografien und -erfahrungen mit spezifischen Belastungen und Traumatisierungen verbunden sind. In zahlreichen Darstellungen berichten junge Geflüchtete von Gewalt, Tod, Krieg und den dramatischen Auswirkungen der langen Fluchtwege. Gerade in diesem Zusammenhang stellt eine Flucht für alle Menschen, insbesondere aber für Kinder und Jugendliche, eine hohe Belastung dar (Toprak und Weitzel 2017).

Aus den fluchtbiografischen Erzählungen der unbegleiteten minderjährigen Geflüchteten kann abgeleitet werden, dass viele von ihnen Familienmitglieder durch „Ermordung, Verschwinden, Verhaftung, Deportierung oder Verfolgung" (Hargasser 2014, S. 88) verloren haben. Häufig wissen die Jugendlichen nicht, wo sich ihre Familienangehörigen aufhalten. Teilweise fand eine Trennung von der Familie auf dem Fluchtweg statt oder Eltern haben entschieden, ihr Kind aus Sicherheitsgründen allein in ein anderes Land zu schicken. Auf der anderen Seite gibt es Jugendliche, die gezielt vor ihrer Familie fliehen, weil sie eine „direkte Bedrohung bzw. Misshandlung" (Deutscher Caritasverband 2017, S. 21) befürchten mussten. Neben diesen und den noch immer am häufigsten genannten Fluchtgründen, wie (Bürger-)Krieg, Unruhen, Konflikte und Armut im Herkunftsland, sind in den vergangenen Jahren weitere Ursachen entstanden. Dazu zählen zum Beispiel „Umweltprobleme und Klimawandel, Familienzusammenführungen, religiöse Unterdrückung oder Zugehörigkeit zu diskriminierten Gruppen (z. B. Homosexualität)" (Jäggi 2016, S. 19).

Geflüchtete Jugendliche sind zudem politischer Verfolgung in ihrem Herkunftsland ausgesetzt, wenn sie für die politischen Aktivitäten ihrer Eltern verantwortlich gemacht werden. Fehlende Zukunftsperspektiven, drohende Zwangsverheiratung und Zwangsrekrutierung zu Kindersoldaten, Zwangsprostitution oder die Genitalverstümmelung bei Mädchen und jungen Frauen sind weitere ausschlaggebende Fluchtgründe. Aber auch extreme Armut und Angst bzw. Flucht vor der Folter werden von Jugendlichen in den Herkunftsländern erlebt. Auf dem Weg in ein hoffnungsvolleres Leben werden die Betroffenen von der Zukunftsperspektive auf Schulbildung oder eine Ausbildung angetrieben (Rieger 2010). Jugendliche fliehen nicht nur vor Gewalt, sondern auch vor gesellschaftlichen Krisen und/oder politischen Spannungen aus ihren Herkunftsländern (Hargasser 2014).

Zu den kinder- und jugendspezifischen Fluchtursachen gehören demnach Gründe, die sich auf die Eltern, Bildungs- und Zukunftsperspektiven, Sklaverei, Menschenhandel, Genitalverstümmlung, Zwangsverheiratung und -prostitution oder Rekrutierung zu Kindersoldaten beziehen. Die Praxis in der Aufnahmegesellschaft zeigt, dass oftmals die kinderspezifischen Gründe nicht ausreichend für Asyl nach Art. 16a des Grundgesetzes (GG) sind (Parusel 2009).

Ein weiterer Aspekt, der für die unbegleitet nach Deutschland fliehenden Jugendlichen eine Belastung bedeutet, sind die Kosten, die sie oder ihre Eltern für die Fluchthilfe aufbringen müssen. Eine Flucht, bei der ein Wunschzielort wie beispielsweise Deutschland angegeben wird und ein sicherer Fluchtweg organisiert wird, kann bis zu 15.000 US$ kosten (Mougne 2010). Jedoch ist eine gänzlich durchgeplante Flucht für 15.000 US$ eher selten, da sich die meisten Familien oder Jugendlichen diese Summe nicht leisten können. Üblicherweise kennen die Jugendlichen ihr Ziel nicht. Dieses wird entweder von der Familie oder aber von den Fluchthelfern bestimmt. Manchmal können die hohen Kosten für die Fluchthilfe in Raten abbezahlt werden. Dafür verkaufen die zurückgebliebenen Familienangehörigen teilweise ihre gesamten Besitztümer. Wenn die Ratenzahlungen ab einem bestimmten Zeitpunkt nicht mehr erfolgen, müssen die Jugendlichen selber dafür aufkommen und an dem Ort, wo sie sich gerade befinden, für die Fluchthelfer arbeiten, teilweise unter ausbeuterischen Bedingungen. Zum Teil nutzen die Schleuser die Hilflosigkeit und die ausweglose Situation der Jugendlichen aus und misshandeln diese (sexuell), was traumatisierende Folgen haben kann (Hargasser 2014).

All diese fluchtspezifischen Erfahrungen, Ausgangssituationen und Faktoren beeinträchtigen die geflüchteten Jugendlichen auch im Ankunftsland. Traumatisierungen und seelische Verletzungen, die durch schwerwiegende Ereignisse wie Krieg, Flucht oder Gewalt entstanden sind, erfordern die Entwicklung von Bewältigungsstrategien. Dabei kann die Jugendhilfe mit ihren Angeboten und Unterstützungsmöglichkeiten eine wichtige Rolle einnehmen (Kanz 2017).

3.4 Aufgaben und Handlungskompetenzen der Jugendhilfe im Fokus der jungen Geflüchteten

Die Arbeit mit der speziellen Gruppe der jungen unbegleiteten Geflüchteten bildet gegenwärtig ein wichtiges Handlungsfeld der Kinder- und Jugendhilfe. In diesem Zusammenhang sind die praktische Integration und Partizipation von schutzsuchenden jungen Geflüchteten für die Jugendhilfe wichtige Herausforderungen. Die Aufgabe der Jugendhilfe mit Blick auf die unbegleiteten Minderjährigen kann nicht allein darin bestehen, in Auseinandersetzung mit den aktuellen juristischen Grundlagen der Asylverfahrensgesetzgebung, Bleiberechtsregelungen und Ähnlichem zu gehen oder die medizinischen und psychischen

Belastungen bei jungen Geflüchteten zu diagnostizieren. All diese Aspekte sind zwar für die Lebensperspektiven und die Partizipation von jungen Geflüchteten grundlegend, würden aber die Kinder- und Jugendhilfe mit ihren derzeitigen praktischen Handlungsmöglichkeiten überfordern. Daher ist es wichtig zu klären, was der eigentliche Auftrag der Jugendhilfe in der Unterstützung von geflüchteten Jugendlichen ist.

Die Jugendhilfe muss in erster Linie eine grundsätzliche Sensibilisierung für die Probleme und Herausforderungen von jungen Geflüchteten in der Aufnahmegesellschaft entwickeln. Das setzt voraus, dass im Sinne der „Willkommenskultur" insbesondere für die Adressat*innengruppe der jungen Geflüchteten solide Unterstützungsmöglichkeiten und Handlungsräume geschaffen werden müssen. Ein wichtiger Schritt besteht darin, dass geflüchtete Jugendliche gleichberechtigten Zugang zum bestehenden Jugendhilfesystem erhalten. Zuallererst bedeutet es auch eine Umstrukturierung der Hilfs- und Unterstützungsangebote der Jugendhilfe, die sich mit den Bedarfen der jungen Geflüchteten decken muss. Die Umstrukturierung der Kinder- und Jugendhilfe muss dabei das Ziel haben, die Unterstützungsmöglichkeiten und Maßnahmen gerecht mit den Bedürfnissen der jungen Geflüchteten abzustimmen, den Fokus auf die Biografien der jungen Geflüchteten zu richten, neue Angebotsstrukturen zu schaffen und diese mit den sozialräumlichen Aktivitäten zu vernetzen.

Eine weitere wichtige Aufgabe der Jugendhilfe besteht darin, ein grundsätzliches Arrangement zwischen Jugendhilfe und Asylgesetzgebung herzustellen, da die Jugendhilfe prinzipiell nicht über die Aufenthalts- und asylrechtlichen Rahmenbedingungen bestimmen kann. Tatsache ist, dass beide Systeme unterschiedliche Zielvorstellungen und Interessen haben. In diesem Sinne ist es wichtig, dass insbesondere Sozialarbeiter*innen als Transmitter auftreten und mögliche Stolpersteine im Vorfeld aus dem Weg räumen. Jugendhilfe hat zudem das Ziel, während der Eingliederungsphase junge Geflüchtete zu unterstützen und sie auf dem Weg in die Selbstständigkeit und Zugehörigkeit aktiv zu begleiten. Das Kinder- und Jugendhilfegesetz nach SGB VIII ist so aufgebaut, dass eine Umsetzung dieser Zielsetzung möglich wird.

Eine Aufgabe der Jugendhilfe sollte darin bestehen, abzusichern, dass sie nicht nur in Krisenzeiten interveniert, sondern schon zu Beginn präventiv Angebotsstrukturen und Hilfsmöglichkeiten entwickelt, um junge Geflüchtete dort abzuholen, wo sie sich befinden. Gerade hier steht die Jugendhilfe vor den Fragen, welche Ressourcen, Kompetenzen, Stärken, Erfahrungen und Wünsche junge Geflüchtete in ihren Biografien eigentlich mitbringen. Hier müssen sich die Angebotsstrukturen der Jugendhilfe demzufolge an den Bedürfnissen der jungen unbegleiteten Geflüchteten orientieren. Bisherige Erfahrungen zeigen, dass insbesondere traumatisierte geflüchtete Jugendliche einen besonderen Hilfebedarf haben, der vor allem durch traumapädagogische Angebote begleitet werden sollte. Die alltägliche Unterstützung wie Erziehung, Bildung und Gesundheit von jungen Geflüchteten und auch ihre Partizipation in den Strukturen der Jugendförderung wie den Hilfen zur Erziehung, der offenen Kinder- und Jugendarbeit und der freizeitpädagogischen Angebote sind grundlegend. Die Jugendhilfe muss geflüchteten Jugendlichen das Erleben von Sicherheit, Geborgenheit und Integration sowie die Bewältigung der durchlebten Ereignisse ermöglichen, es geht hierbei nicht zuletzt auch um den Schutz von Kindeswohl (Bozay 2017).

Aus pädagogischer Perspektive ist für die Jugendhilfe auch die Beziehungsarbeit sehr wichtig. Mit Beziehungsarbeit ist hier vor allem die pädagogische Beziehung zwischen Fachkräften und jungen Geflüchteten gemeint. Auch wenn junge Geflüchtete aufgrund ihrer Fluchterfahrungen und Traumatisierungserlebnisse nur schwer Beziehungen aufbauen können, teilweise auch vielfältige Beziehungsabbrüche erlebt haben, ist für die professionelle pädagogische Ebene die Beziehungsarbeit sehr wichtig (Deinet 2016). Sie öffnet Zugänge, bildet Vertrauensbrücken und festigt eine konstruktive Arbeitsebene zwischen Fachkräften der Jugendhilfe und geflüchteten Jugendlichen.

Die Praxis der Jugendhilfe zeigt, dass kurzfristig entwickelte Handlungskonzepte in der Arbeit mit jungen Geflüchteten im engeren Sinne nur eine Orientierung für Fachkräfte bieten und keine Garantie für den schnellen Erfolg der geleisteten Arbeit sichern können. Da die Jugendhilfe hier keine Erfolgsrezepte verschreiben kann, muss sie einen Fokus auf die individuellen Probleme, Ressourcen und Herausforderungen der geflüchteten Jugendlichen legen. Beispielsweise belegen bisherige Praxisstudien, dass bislang auch für die Adressatengruppe der unbegleiteten minderjährigen Geflüchteten sehr begrenzte bis keinerlei grundlegende Handlungskonzepte vorliegen (Brinks und Dittmann 2016). Wichtig ist daher, die Konzepte den Bedürfnissen der Zielgruppen vor Ort – vor allem auch mit dem Fokus auf sozialräumliche Rahmenbedingungen – anzupassen und die Partizipation von jungen Geflüchteten zu fördern.

3.5 Bewältigungsstrategien und Herausforderung

Im Folgenden werden die Herausforderungen und Lösungsansätze im Umgang mit unbegleiteten minderjährigen Geflüchteten dargestellt.

3.5.1   Junge Geflüchtete: Bewältigung von Problemen

Wie bereits herausgestellt, haben unbegleitete minderjährige Geflüchtete vielfältige fluchtbezogene Belastungen und Probleme. Für deren Bewältigung benötigen sie daher eine enge Begleitung, damit im Sinne des Empowerments ihre Kompetenzen weiter gefördert werden können. Die Arbeit mit den jungen Geflüchteten sollte Zukunftsorientierung und Raum für gesellschaftliche Teilhabe und Teilnahme beinhalten. Auch die Partizipation und die Bewahrung der Identität der geflüchteten Jugendlichen – trotz verschiedener gesellschaftlicher Einflüsse – müssen zu den zentralen Aufgaben der Jugendhilfe gehören. Stauf (2012) verweist auf verschiedene Aspekte in der Arbeit mit jungen Geflüchteten im Rahmen der Jugendhilfe:

- *Sicherheit und Aufenthalt:* Das erste Merkmal in der Arbeit mit jungen Geflüchteten bezieht sich dabei auf den ungewissen Aufenthalt. Geflüchtete Jugendliche befinden sich in ständiger Verunsicherung und haben Angst, abgeschoben zu werden. In dieser Phase ist die Vermittlung von Sicherheit und Vertrauen besonders bedeutend. Sie befinden sich in der ständigen Konfrontation zwischen Verbleib und Rückkehr. Dem steht jedoch entgegen, dass der Aufbau einer Vertrauensbasis viel Zeit in Anspruch nimmt und manchmal erst nach der Klärung des Aufenthaltsstatus der geflüchteten Jugendlichen möglich wird, da sie teilweise erst dann dazu bereit sind, sich zu öffnen.
- *Identitätssuche und Anerkennung:* Ein weiteres wichtiges Merkmal ist die Identitätssuche bei geflüchteten Jugendlichen, die insbesondere in der Phase der Adoleszenz bedeutsam ist. Die Flucht kann einen sehr starken Einfluss auf die Identitätsentwicklung der Jugendlichen nehmen. Die geflüchteten Jugendlichen müssen dabei lernen, unter den Bedingungen der Flucht erwachsen zu werden. Dies kann ebenso dazu führen, dass junge Geflüchtete sich für ihre biografische Geschichte schämen und Teile ihres Lebens in Erzählungen auslassen. Es kommt auch vor, dass Jugendliche sich verschiedenen Identitäten zugehörig fühlen. Vor diesem Hintergrund ist es wichtig, dass Sozialarbeiter*innen diese Mehrfachzugehörigkeiten bei geflüchteten Jugendlichen anerkennen und fördern und ihnen Akzeptanz und Respekt entgegenbringen.
- *Individuelle Zukunftsperspektiven und Alltagsstruktur:* In der Arbeit mit geflüchteten Jugendlichen kann insbesondere das Herausarbeiten von individuellen Zukunftsperspektiven bedeutsam sein, die Alltagsängste und Unsicherheiten nehmen und das Selbstbewusstsein sowie die Selbstwirksamkeit fördern. Dies ist nicht zuletzt auch für die Identitätsentwicklung und Bildungsprozesse wichtig. In diesem Aspekt liegt bereits die Anforderung an eine Alltagsstruktur. Es ist wichtig, mit ankommenden Jugendlichen schnellst-

möglich einen strukturierten Alltag zu erarbeiten, um die Fluchterfahrungen besser zu verarbeiten und zu bewältigen. Die Zugänge zu verschiedenen Institutionen wie Schule, Sportvereinen, Musikunterricht oder der Hilfeform können dabei unterstützend wirken.

- *Autonomie:* Bei der Vermittlung der Jugendlichen in die verschiedenen Maßnahmen ist vor allem darauf zu achten, dass deren Autonomie nicht in Frage gestellt wird. In diesem Zusammenhang ist es ebenso wichtig, dass die Jugendlichen bei der Entscheidung über die Hilfeform miteinbezogen werden. Hier gilt vor allem, dass die individuellen Bedürfnisse jeder einzelnen Person Berücksichtigung finden, damit Bevormundung oder eine zu enge Betreuungsform der Entwicklung nicht entgegenstehen. Insbesondere geht es darum, junge Geflüchtete in ihren Bildungsbiografien, in der Bewältigung ihrer Lebenslagen und Herausforderungen, in ihrer sprachlichen und beruflichen Integration sowie in ihrer Partizipation zu unterstützen (Stauf 2012).

Für die geflüchteten Jugendlichen ergibt sich in der Aufnahmegesellschaft ein Alltagsleben in und zwischen verschiedenen Kulturen. Einerseits müssen sie die fluchtbezogenen Belastungen und andererseits die neuen Herausforderungen in der Aufnahmegesellschaft bewältigen. Sie wachsen mit der Anforderung auf, sich in verschiedenen Alltagskulturen zu bewegen, eine Balance zu finden und sich damit auseinanderzusetzen. Hier entstehen auch hybride Identitäten beziehungsweise Mehrfachzugehörigkeiten, die sich im Verlauf als fortwährender Prozess der Identifizierung durch die Verortung des eigenen Selbst entfaltet, ohne dabei feste Koordinationspunkte zu besitzen und ohne vorgegebenen gesellschaftlichen Mustern zu folgen (Hall 1999). Die Entwicklung sowie Entfaltung von Mehrfachzugehörigkeiten, die Vermischung und Überkreuzung mehrerer kultureller Lebensweisen, die durchaus ambivalent und mehrschichtig sein können, sollten auch als Ressource betrachten werden.

Die Integration und Partizipation von jungen Geflüchteten ist keineswegs eine Aufgabe, die allein seitens der Betroffenen erreicht werden kann, sondern es bedarf einer interkulturellen Öffnung der Jugendhilfe und der interkulturellen Kompetenzen seitens der Fachkräfte in der pädagogischen Arbeit.

3.5.2 Interkulturelle Öffnung der Jugendhilfe als Herausforderung

Das Konzept der interkulturellen Öffnung wurde in Deutschland erstmals 1995 von Barwig und Hinz-Rommel eingeführt und problematisiert. Darin werden alle sozialen Organisationen aufgefordert, unabhängig von der kulturellen, religiösen und sozialen Herkunft die Bedürfnisse aller Menschen und deren mögliche Barrieren in der Inanspruchnahme von Leistungen besser zu erkennen und dementsprechend passgenaue Hilfen sowie Maßnahmen einzurichten. Ferner ging es ihnen auch darum, dass sich insbesondere die Bildungsinstitutionen und sozialen Regeleinrichtungen für Menschen mit Migrationsgeschichte öffnen und kompetent mit ihnen zusammenarbeiten (Barwig und Hinz-Rommel 1995).

Daher muss interkulturelle Öffnung sowohl auf der gesellschaftspolitischen als auch auf der individuellen Ebene stattfinden. Die interkulturelle Öffnung der Jugendhilfe muss sich als Querschnittsaufgabe verstehen, in der auch die Personal-, Organisations- und Qualitätsentwicklung im Blickfeld steht. Handschuck und Schröer (2000) haben im Rahmen eines kommunalen Integrationskonzeptes ein Modell der interkulturellen Öffnung für das Jugendamt der Stadt München realisiert. Als Ziele formulieren sie:

„Interkulturelle Sozialarbeit findet in allen kulturellen Überschneidungssituationen statt. Sie zielt auf eine Synthese zwischen den unterschiedlichen Orientierungssystemen und damit auf Handlungsfähigkeit, indem sie
- wechselseitige Integration und die Gleichberechtigung unterschiedlicher ethnischer und kultureller Gruppen durch kulturelle Übersetzungsarbeit ermöglicht,
- Partizipationsmöglichkeiten in allen gesellschaftlichen Teilbereichen erschließt,
- strukturelle Benachteiligungen im sozialen Bereich wahrnimmt und durch kompensatorische Angebote ausgleicht,
- die Ängste von vermeintlichen und realen Benachteiligungen aller Bevölkerungsgruppen zum Ausgangspunkt von Handlungsstrategien nimmt,
- unterschiedliche kulturelle Orientierungen und Lebensweisen von Individuen und Gruppen anerkennt und ihnen Geltung verschafft,
- den Erwerb von Fähigkeiten ermöglicht, mit kultureller Vielfalt und den damit verbundenen unterschiedlichen Bedürfnissen und Interessenlagen kompetent umzugehen,
- Fremdenfeindlichkeit, Rassismus, wechselseitige Stereotypisierung und Fremdheitserfahrungen thematisiert und durch Demokratieerziehung und antirassistische Erziehung gegensteuert,
- Eigeninitiative und Selbsthilfe fördert und die Netzwerke verschiedener kultureller Gruppen stützt und damit ressourcenorientiert an den Stärken der Zielgruppen ansetzt." (Handschuck und Schröer 2010, S. 4).

Im Hinblick auf geflüchtete Jugendliche benötigen die öffentlichen und freien Träger der Jugendhilfe als Institution und die sozialen Einrichtungen der Jugendhilfe ein Umdenken und eine Veränderung. Hier müssen vielfältige bundes- und landesweite sowie kommunale Jugendhilfepläne, Maßnahmen, Programme und Projekte adressatenspezifisch nach kurz-, mittel- und langfristiger Perspektive aufgeteilt werden. Für jede Maßnahme wäre es sinnvoll, einen Umsetzungsplan zu erstellen, in dem die Zielsetzung, die notwendigen Schritte zur Umsetzung, der zeitliche Ablaufplan, die Leitung der Maßnahme und die finanziellen Ressourcen festgehalten werden. Mit Hilfe dieses Umsetzungsplanes können die Ziele im Blick behalten und gegebenenfalls die Maßnahmen zielgruppenorientiert verändert werden. In diesem Sinne setzt die interkulturelle Öffnung voraus, dass auch das Leitbild und Konzept der Jugendhilfeeinrichtungen im Hinblick auf die neue Zielgruppe der jungen Geflüchteten umgeschrieben und das Personal (Fachpersonal, Mitarbeiter*innen) geschult werden muss. Es sollten beispielsweise Fort- und Weiterbildungen im Bereich der interkulturellen Kompetenzen und hinsichtlich der Wissenserweiterung über andere Kulturen, andere Kommunikationsformen, andere Werte und Traditionen, andere Lebensformen und Religionen vermittelt werden.

Die interkulturelle Öffnung der Jugendhilfe meint übergeordnet den gesamten Bereich der Jugendhilfe unter Berücksichtigung der Begegnung und Erziehung zu einem Miteinander in einer multiethnischen Gesellschaft. Grundlegende Ziele interkultureller Jugendhilfe konzentrieren sich dabei auf

- die Sensibilisierung für die Kulturen und Biografien der geflüchteten Jugendlichen,
- die Begleitung und Unterstützung von jungen Geflüchteten in der Bewältigung von Alltagsproblemen,
- die Schaffung von Angeboten und Begegnungsräumen mit und für junge Geflüchtete,
- den Umgang mit Konflikten,
- den Abbau von Vorurteilen und
- die Entdeckung anderer Perspektiven.

In diesem Kontext richtet sich interkulturelle Öffnung an alle Mitglieder einer Gesellschaft und impliziert den Dialog und das gesellschaftliche Zusammenleben als Bildungsaufgabe.

3.5.3 Diversitätsbewusstes Handeln und Vielfalt als Ressource für die Partizipation von Geflüchteten

Aus der bisherigen Praxis der Jugendhilfe ist bekannt, dass die gesellschaftliche Heterogenität immer noch als mögliches Konfliktpotenzial und Problem eingeschätzt wird. Diese defizitorientierte Sichtweise ethnisiert junge Geflüchtete meist zu (homogenen) Problem-Kulturen und reproduziert dadurch Ausgrenzung und Diskriminierung.

Eine kritische Auseinandersetzung mit dem defizitorientierten Blick setzt zweifelsohne voraus, dass kulturelle Vielfalt in dieser Gesellschaft als Ressource erkannt werden muss. Gaitanides verweist darauf, dass die „Ressourcenorientierung […] mittlerweile zu einem anerkannten Arbeitsprinzip der sozialen […] Arbeit avanciert" ist, jedoch sei hier wie bei anderen „Leitvorstellungen" die „Praxis weit entfernt von der konsequenten praktischen Anwendung dieses Arbeitsansatzes auf die Gruppe der Migranten" (Gaitanides 2002, S. 147). Anlehnend an diese defizitorientierte Debatte mit Blick auf die Jungen mit Migrations- und/oder Fluchtgeschichte konstatiert Jantz (2008):

> „Im Kern einer nicht-defizitären Jungenarbeit geht es um die Gratwanderung, einerseits die Differenzen aufgrund unterschiedlicher Rassismus- und/oder Migrationserfahrungen bei Jungen nicht zu leugnen und andererseits Jungen anderer Zugehörigkeiten als derjenigen zur ‚Mehrheitskultur' nicht mit einem von uns angefertigten Stempel kulturalisierend auf das eine oder das andere Handeln festzuschreiben" (Jantz 2008, o. S.).

Dabei ist zu berücksichtigen, dass die interkulturelle Öffnung der Jugendhilfe ihren Wirkungsgrad erweitert, wenn sie in einer Verknüpfung von Ressourcenorientierung auf der Ebene des Subjekts und der Ebene der Gesellschaft handelt. Insbesondere der Blick über den Tellerrand, das Interesse daran, wie es in anderen Kulturen zugeht und wie Themen und Aufgabenstellungen, die die eigene Gesellschaft beschäftigen, in anderen gesellschaftlichen Lebensweisen gesehen werden, stellt nicht nur eine willkommene Ergänzung und Erweiterung des Horizonts dar, sondern öffnet auch die Chance, sich selbstkritisch mit eigenen Wahrnehmungen und Eigenlogiken auseinanderzusetzen.

Für die Kinder- und Jugendhilfe ist ebenso das diversitätsbewusste Handeln ausschlaggebend, weil es hier darum geht, möglichst vielen Menschen gleichberechtigten Zugang zur gesellschaftlichen Teilhabe zu verschaffen und Benachteiligungen und Barrieren abzubauen. Gerade im Kontext der unbegleiteten minderjährigen Geflüchteten nimmt der diversitätsbewusste Blick von Jugendhilfeeinrichtungen und pädagogischen Fachkräften einen wichtigen Platz ein. Für die Jugendhilfe und die pädagogischen Fachkräfte geht es dabei vielmehr darum, Vielfalt als Normalität und vorhandene Selbstverständlichkeit wahrzunehmen und sensibel für Diskriminierungen und Ausschlussmechanismen zu sein. Daraus kann abgeleitet werden, dass Diversität in der Kinder- und Jugendhilfe viel mehr thematisiert werden muss,

> „a) weil zu beobachten ist, dass entsprechende ‚Einteilungen' mit Zuschreibungs- und Bewertungsprozessen und mit Festlegungen verbunden sind, die soziale Ungleichheit und Benachteiligung unterstützen und rechtfertigen;

b) weil eine Ignoranz gegenüber den vorfindbaren ‚Einteilungen' keine Möglichkeit eröffnet, sie in kritischer Perspektive zu thematisieren und diesbezüglich Veränderungsprozesse einzuleiten;

c) und weil ein solche Ignoranz auch bedeuten würde, Macht, Dominanz und Privilegierung auf der Seite derjenigen, die sich eine diesbezügliche Ignoranz am ehesten leisten können, da sie sich hinsichtlich spezifischer ‚Einteilungen' in einer relativ privilegierten Position befinden, aus der Wahrnehmung auszuklammern" (Leiprecht o. J., S. 3).

Daher sollte die diversitätsbewusste Jugendhilfe vielfältige Differenzebenen ressourcenorientiert in den Blick nehmen. Eine vorurteilsfreie Begegnung mit sehr heterogenen Lebensformen und Alltagsrealitäten beispielsweise innerhalb einer Migrations- oder Flüchtlingsgruppe in einem Hilfesetting kann helfen, die Fokussierung auf national oder kulturell konstruierte Differenzen leichter zu bewältigen und dem Bedürfnis nach Kategorisierung entgegenzuwirken. Dabei muss die Jugendhilfe „die Unterstützung von psychosozialem Gleichgewicht, Handlungsfähigkeit und Bewältigungskompetenz in Situationen, die durch prekäre Verhältnisse, erhöhte Risikolagen und kritische Lebensereignisse gekennzeichnet sind" (Leiprecht 2009, S. 212), sicherstellen. D. h. die diversitätsbewusste Perspektive kann behilflich sein, die Wurzeln für Diskriminierung, selbstgewählte und/oder zugeschriebene Zugehörigkeits- und Identifikationsmuster zu lokalisieren und ausgrenzende Zuschreibungen kritisch zu reflektieren. Dadurch können auch Unterschiedlichkeiten und Differenzen wertschätzend anerkannt und Vielfalt als Ressource wahrgenommen werden.

Dieser Prozess muss zugleich gekoppelt sein an die Forderung nach Partizipation sowie Gleichberechtigung im Rahmen der Jugendhilfeangebote für alle Jugendlichen aus unterschiedlichen Milieus, Schichten und mit unterschiedlichen Bildungsbiografien – unabhängig von Nationalität und Herkunft. Ferner hat die Jugendhilfe den Auftrag, die besonders benachteiligte Gruppe der jungen Geflüchteten in die praktischen Angebote und Maßnahmen der Jugendhilfe einzubinden und ihnen Raum für gesellschaftliche Teilnahme und Teilhabe zu bieten.

Literatur

Barwig, K., & Hinz-Rommel, W. (1995). *Interkulturelle Öffnung sozialer Dienste*. Freiburg i. Br.: Lambertus.

Bozay, K. (2017). Migrations- und differenzsensibler Kinderschutz im Blickfeld der Flucht: Probleme und Herausforderungen. In K. Bozay, F. Özfirat, & E. Nahali (Hrsg.), *Migrationssensibler Kinderschutz – ressourcenorientiert. Junge Geflüchtete im Fokus der Jugendhilfe. Beiträge zur Theorie und Praxis der Jugendhilfe 19* (S. 9.21). Hannover: EREV.

Brinks, S., & Dittmann, E. (2016). Unbegleitete minderjährige Flüchtlinge in der Kinder- und Jugendhilfe – aktuelle Entwicklungen und Anforderungen. *Kinder- und Jugendschutz, 3,* 93.

Bundesverband Unbegleitete Minderjährige Flüchtlinge (BUMF e. V.). (2015). Rechtliche Neuerungen für UMF 2015–2017. https://www.fluechtlingsrat-mv.de/wp-content/uploads/2016/01/15-Rechtliche_Neuerungen_UMF_Dezember_2015.pdf. Zugegriffen: 28. Aug. 2018.

Deinet, U. (2016). Offene Kinder- und Jugendarbeit mit Flüchtlingen – Herausforderung und Chance. *Deutsche Jugend, 4,* 149–160.

Deutscher Caritasverband e. V., & Referat Migration und Integration (Hrsg.). (2017). *Unbegleitete minderjährige Flüchtlinge in Deutschland.* Freiburg i. Br.: Lambertus.

Gaitanides, S. (2002). Interkulturelle Kompetenz als Anforderungsprofil in der Sozialen Arbeit. In G. Kawamura-Reindl, R. Keicher, & W. Krell (Hrsg.), *Migration, Kriminalität und Kriminalisierung. Herausforderung an Soziale Arbeit und Straffälligenhilfe* (S. 139–162). Freiburg i. Br.: Lambertus.

Hall, S. (1999). Ein Gefüge von Einschränkungen. Gespräch mit Stuart Hall und Christian Höller. In J. Engelmann (Hrsg.), *Die kleinen Unterschiede. Der Cultural Studies-Reader* (S. 99–122). Frankfurt a. M.: Campus.

Handschuck, S., & Schröer, H. (2010). Interkulturelle Öffnung sozialer Dienste. Ein Strategievorschlag. http://www.i-iqm.de/dokus/interkulturelle_oeffnung.pdf. Zugegriffen: 15. Sept. 2018.

Hargasser, B. (2014). *Unbegleitete minderjährige Flüchtlinge. Sequentielle Traumatisierungsprozesse und die Aufgabe der Jugendhilfe.* Frankfurt a. M.: Brandes & Apsel.

Jäggi, C. (2016). *Migration und Flucht. Wirtschaftliche Aspekte – regionale Hot-Spots – Dynamiken – Lösungsansätze.* Wiesbaden: Springer VS.

Jantz, O. (2008). Interkulturelle Jungenarbeit – Praxis, Ziele und professionelle Haltung. In: Bundeszentrale für gesundheitliche Aufklärung (Hrsg.), *Forum Sexualaufklärung und Familienplanung, 7,* 22–25.

Kanz, C. (2017). Trauma und Traumafolgen – Konsequenzen für die pädagogische Arbeit mit Kindern und Jugendlichen mit Kriegs- und Fluchterfahrung. In W. Bleher & S. Gingelmaier (Hrsg.), *Kinder und Jugendliche nach der Flucht* (S. 93–104). Weinheim: Beltz.

Leiprecht, R. (o. J.). Auf dem langen Weg zu einer diversitätsbewussten Sozialpädagogik. https://www.uni-frankfurt.de/41114482/Leiprecht_Rudolf_2008_Diversitaetsbewusste_Sozialpaedagogik.pdf. Zugegriffen: 15. Sept. 2018.

Leiprecht, R. (2009). Diversitätsbewusste Sozialpädagogik. Ein Beitrag zur Politischen Bildung. In D. Lange & A. Polat (Hrsg.), *Unsere Wirklichkeit ist anders. Migration und Alltag. Perspektiven politischer Bildung* (S. 211–223). Bonn: Bundeszentrale für politische Bildung.

Meyer, L. (2014). *Kindeswohl für alle? Eine beispielhafte Analyse des Umgangs mit dem Kindeswohl von Unbegleiteten Minderjährigen Flüchtlingen in Deutschland.* Freiburg i. Br.: Centaurus.

Mougne, C. (2010). Trees only move in the wind: A Study of unaccompanied Afghan children in Europe. http://www.unhcr.org/research/evalreports/4c1229669/trees-only-move-wind-study-unaccompanied-afghan-children-europe-christine.html. Zugegriffen: 15. Sept. 2018.

Parusel, B. (2009). Unbegleitete minderjährige Migranten in Deutschland. http://www.bamf.de/SharedDocs/Anlagen/DE/Publikationen/EMN/Studien/wp26-emn-unbegleitete-minderjaehrige.pdf?__blob=publicationFile. Zugegriffen: 15. Sept. 2018.

Peter, E. (2003). Die Rechtsstellung der Flüchtlingskinder in Deutschland. In H. von Balluseck (Hrsg.), *Minderjährige Flüchtlinge. Sozialisationsbedingungen, Akkulturationsstrategien und Unterstützungssystem* (S. 33–75). Opladen: Leske + Budrich.

Rieger, U. (2010). Kinder auf der Flucht. In P. Dieckhoff (Hrsg.), *Kinderflüchtlinge. Theoretische Grundlagen und berufliches Handeln* (S. 21–26). Wiesbaden: VS Verlag.

Scherr, A. (2015). Wer ist ein Flüchtling? Impulse für sozialwissenschaftliche Diskussionen. http://fluechtlingsforschung.net/wer-ist-ein-fluchtling. Zugegriffen: 15. Sept. 2018.

Stauf, E. (2012). *Unbegleitete minderjährige Flüchtlinge in der Jugendhilfe.* Mainz: ism.

Toprak, A., & Weitzel, G. (2017). *Deutschland das Einwanderungsland. Wie die Integration junger Geflüchteter gelingen kann.* Wiesbaden: Springer VS.

Regionale Disparitäten – Erfahrungsbericht eines Jugendhilfeträgers im Umgang mit jungen Geflüchteten vor und nach der Volljährigkeit

4

Hermann Muss

Zusammenfassung

Der vorliegende Erfahrungsbericht eines Jugendhilfeträgers im Umgang mit geflüchteten jungen Menschen, insbesondere in den Jahren 2015 und folgende, umfasst eine ausführliche Darstellung von Betreuungsverläufen im System der Kinder- und Jugendhilfe. Hierbei werden insbesondere Unterschiede in der Bewilligung und der Bereitstellung von Hilfen zur Erziehung, besonders für junge Volljährige, in verschiedenen Kommunen des Ruhrgebiets herausgestellt. Aus Sicht des Jugendhilfeträgers werden die verschiedenen Phasen der Unterbringung und Betreuung von unbegleiteten minderjährigen Geflüchteten ab dem Jahr 2015 dargestellt. So wird die zu Beginn besonders umfangreiche Notversorgung einer großen Gruppe von geflüchteten Jugendlichen bis zur Entwicklung von teilweise spezifischen Qualitätsstandards in der Betreuung diskutiert. Es ist notwendig, auch Hilfen für junge Volljährige bereitstellen zu können, um eine Integration der jungen Menschen in die deutsche Mehrheitsgesellschaft zu unterstützen. Es wird eine stärkere Einheitlichkeit im Umgang mit Hilfen zur Erziehung in den verschiedenen Kommunen gefordert, damit die Qualität der Hilfen nicht zu stark vom Kostendruck der einzelnen Kommune abhängt.

H. Muss (✉)
Dipl.-Pädagoge, Geschäftsführer der Kinder- und Jugendhilfe Flow gGmbH, Bottrop, Deutschland
E-Mail: h.muss@kjh-flow.de

© Springer Fachmedien Wiesbaden GmbH, ein Teil von Springer Nature 2019   45
K. Nowacki und S. Remiorz (Hrsg.), *Junge Geflüchtete in der Jugendhilfe,* Edition Centaurus – Jugend, Migration und Diversity,
https://doi.org/10.1007/978-3-658-26777-3_4

4.1 Einleitung

Der folgende Beitrag ist ein Erfahrungsbericht, der die Begleitung und Unterstützung von unbegleiteten minderjährigen Flüchtlingen, kurz UMF (Internationale Gesellschaft für erzieherische Hilfen 2018), bei einem freien Träger der Jugendhilfe nachzeichnet. Die Betreuungsverläufe konzentrieren sich auf die Zeiträume vom Herbst 2015 bis Ende 2018 und lassen sich in drei Phasen unterteilen. Die erste Phase war gekennzeichnet von der Aufnahme junger Menschen in ein System „Jugendhilfe", das den Anforderungen sowohl in räumlicher als auch in personeller und inhaltlicher Hinsicht kaum gewachsen war. Wir können ohne Zweifel davon sprechen, dass wir, und natürlich viele andere Jugendhilfeträger, im Krisenzyklus Notversorgungen sicherstellten. In einer zweiten Phase milderte sich die Notversorgung schrittweise durch die Rückkehr zu den Standards der Jugendhilfe. Die dritte Phase kennzeichnet sich durch die Anforderungen in den Übergängen von Minderjährigkeit zur Volljährigkeit: Damit verbunden sind oftmals auch Wechsel aus Wohngruppen in eigene Wohnungen, ins Betreute Wohnen oder die Zuweisung in Sammelunterkünfte. Wie im Folgenden dargestellt, wirken an dieser Stelle die regionalen Disparitäten besonders einschneidend.

4.2 Vorbereitungen und Vereinbarungen

Um die 65 Mio. Menschen befinden sich gegenwärtig auf der Flucht. Etwa die Hälfte davon sind minderjährige Kinder und Jugendliche. Nur wenige fliehen in Richtung Europa und noch weniger schaffen den gefährlichen Weg zu uns (Brinks et al. 2017). Mehr als 65 000 unbegleitete minderjährige Flüchtlinge erreichten 2015/2016 die Bundesrepublik Deutschland. Davon waren über 80 % männlich und zwischen 15 und 17 Jahre alt (Ministerium für Familie, Kinder, Jugend, Kultur und Sport des Landes Nordrhein-Westfalen 2017). Ungefähr 180 junge Männer und wenige weibliche Jugendliche betreuten und betreuen wir noch als unbegleitete minderjährige Flüchtlinge und später als junge Volljährige in unseren verschiedenen Wohngruppen in 21 Kommunen Nordrhein-Westfalens.

So weit die Zahlen. Dahinter verbergen sich einerseits unterschiedliche Einzelschicksale mit individuellen Erfahrungen aus den Heimatländern der geflüchteten Minderjährigen und aus der manchmal monatelangen Flucht. Sie alle aber eint anderseits eine mehr oder weniger umfassende Erfahrung von Traumatisierung durch Bedrohung, Verfolgung, Misshandlung und Missbrauch, das

Erleben von Gewalt, Folter und Tod. Sie erlitten den Verlust von Heimat und Familie, sahen und erfuhren teilweise den Tod der Eltern, Geschwister und anderer naher Angehöriger. Sie leben häufig in der ständigen Angst um ihre Familien und Freunde, die sie zurückgelassen haben. Mit all diesen Erfahrungen kamen die jungen Menschen in unsere Jugendhilfeorganisation. Sie wurden uns zugewiesen von Jugendämtern in unser System von Wohngruppen und Wohnverbünden, das mit der Aufnahme so vieler junger Menschen die Grenzen des Möglichen erreichte. Es fehlte uns an fast allem, was es braucht, um die jungen Geflüchteten an einem sicheren Ort mit professioneller Unterstützung und verlässlicher Versorgung zu betreuen. Erschwerend kam noch hinzu, dass wir – wie viele andere Jugendhilfeträger – kaum über freie Heimplätze verfügten und uns auf einem Arbeitsmarkt bewegten, auf dem die Nachfrage nach pädagogischen Fachkräften um einiges höher war als das Angebot solcher professionellen Mitarbeiter*innen.

Es wurde sehr schnell deutlich, dass wir durch diese enormen Anforderungen auf einen „Krisenzyklus in der Jugendhilfe" umschalten mussten. Wir diskutierten in der Vorbereitung mögliche Handlungsmuster und trafen wegweisende Entscheidungen. Wir verständigten uns auf fünf Grundprinzipien, die handlungsleitend sein sollten und rückblickend auch sinnvoll waren, weil wir damit handlungsfähig blieben:

1. Wir nahmen nur unbegleitete minderjährige Flüchtlinge (UMF), die uns durch Jugendämter vermittelt wurden, mit denen wir auch schon in der Vergangenheit zusammengearbeitet hatten.
2. Wir wollten nur so viele neue Plätze einrichten und durch notwendige Betriebserlaubnisse genehmigen lassen, wie wir auch später ohne die Aufnahme vieler unbegleiteter Flüchtlinge mit heimischen Jugendlichen belegen können[1].
3. Wir wollten keine spezialisierten „Flüchtlingsgruppen", sondern diese in unsere vorhandenen Gruppen integrieren. Dass dies in der ersten Notversorgung noch nicht umfassend umzusetzen war, wurde uns schnell klar. Doch die Zielformulierung der „gemischten Gruppen", in denen sich die Alltagswirklichkeiten abbilden, blieb handlungsleitend und ist gegenwärtig vollständig umgesetzt.

---

[1]Im Sprachgebrauch zur Unterscheidung der UMF und der „anderen" jungen Menschen im System der Jugendhilfe wurden mehrere Begriffe verwandt. Wir haben uns auf die Bezeichnung „heimische junge Menschen" verständigt, in dem Sinne, dass es sich dabei um Kinder und Jugendliche handelt, für die die Jugendhilfe neben den UMF zuständig ist.

4. Obwohl wir schon seit 2005 in einigen wenigen Einzelfällen unbegleitete Minderjährige in unseren Wohngruppen betreuen, hatten wir für die Unterstützung vieler junger Menschen noch keine Konzepte entwickelt und es fehlte an Wissen. Auch waren uns die Lebensläufe, Wünsche, Ziele, Sorgen und Nöte der jungen Flüchtlinge nur marginal bekannt. Deshalb vereinbarten wir das Projekt HUMAN mit der Fachhochschule Dortmund zur wissenschaftlichen Begleitforschung (s. Kap. 5 in diesem Buch).
5. Uns waren die Regeln und Normen, die im Alltagshandeln im Krieg oder bei stetiger massiver Gefährdung an Leib und Leben aus den Herkunftsländern der jungen Menschen wirkten, weitgehend unbekannt. Aus diesem Grunde erweiterten wir die pädagogischen Teams um unsere Kulturmittler*innen. Dies sind Menschen mit Migrations- und Fluchterfahrungen, die schon einige Jahre in unserem Land leben und sich weitgehend integrieren konnten.

4.3 Phase I: Notversorgung im Krisenzyklus

4.3.1 Beschreibungen der Ausgangssituation

Im Herbst 2015 waren in unserer Organisation 420 Menschen beschäftigt, die allermeisten waren im stationären, teilstationären und ambulanten Bereich in der direkten Arbeit mit Kindern, Jugendlichen und ihren Familien tätig. Neben den Bereichen Leitung und Verwaltung gibt es noch einen technischen Dienst. Dieser richtet neue Projekte ein und renoviert die vorhandenen Immobilien. Unsere Wohngruppen und weitere Wohnformen boten zu diesem Zeitpunkt kaum freie Plätze. Wir waren somit gezwungen, durch Übergangslösungen Wohnsituationen zu schaffen, in denen die jungen Flüchtlinge erst einmal ein Dach über dem Kopf hatten und dort verlässlich versorgt werden konnten. Als freier Träger der Jugendhilfe sind wir seit unserer Gründung 1995 bei keinem der Spitzenverbände der Wohlfahrtspflege organisatorisch angebunden und mussten ausschließlich auf unsere Ressourcen und Netzwerke bauen und vertrauen.

Ab dem 01.11.2015 trat das Gesetz zur landesweiten Aufnahme von unbegleiteten minderjährigen Flüchtlingen in Kraft. Die Anzahl der zugewiesenen jungen Menschen, die im Rahmen der Jugendhilfe zu betreuen waren, wurde durch den sogenannten Königsteiner Schlüssel festgelegt. Dabei ist die Zahl der Einwohner*innen Nordrhein-Westfalens (NRW) durch die Anzahl der UMF in NRW zu dividieren. Wir hatten es zu Beginn in der Zusammenarbeit mit den Jugendämtern mit unterschiedlichen Ausgangssituationen zu tun. So entstanden schon früh regionale Disparitäten. Eine Minderheit von öffentlichen Trägern, mit denen wir zusammenarbeiten, hatte sich durch interne Organisationsprozesse wie Schaffung eigener Arbeitsgruppen für UMF, durch frühzeitige Beteiligung der freien Träger und entsprechende Arbeitsgruppen und Netzwerke gut vorbereitet. Besonders bei den Großstadtjugendämtern lagen aus der Vergangenheit Erfahrungen im Umgang mit der Personengruppe der Flüchtlinge vor. Die Mehrheit der Jugendämter, mit denen wir kooperierten, waren wenig vorbereitet, hatten kaum Erfahrungen und nur vereinzelt waren minderjährige Flüchtlinge vor der Zuweisung in der Kommune angekommen. Nach der Vereinbarung der veränderten Zuweisung wurden aber auch diesen Kommunen UMF zugewiesen. Nun waren die öffentlichen Träger gezwungen, mit den freien Trägern der Jugendhilfe Notlösungen zu schaffen, und dies nicht selten unter großem Zeitdruck. Notlösungen waren zum Beispiel Notplätze in vorhandenen Gruppen einzurichten, Häuser und Wohnungen recht kurzfristig anzumieten, weitere Flächen, die für andere Aufgaben zur Verfügung standen, umzugestalten oder Werkswohnungen und Ferienwohnungen anzumieten.

Dies war möglich durch die Bündelung vieler Kräfte, den enormen Einsatz unserer Mitarbeiter*innen und Mithilfe weit über den dienstrechtlichen Auftrag hinaus. Zusätzlich mussten pädagogische Teams zusammengestellt werden und neue Mitarbeiter*innen auf einem Arbeitsmarkt, der kaum Fachkräfte anbot, gewonnen werden. Außerdem halfen Freiwillige mit. Somit konnten wir im ersten Quartal 2016 fast 100 junge Menschen mit Fluchtgeschichte in verschiedenen Kommunen aufnehmen. Bis auf wenige Ausnahmen waren dies junge Männer im Alter zwischen 16 und 17 Jahren. Die Mehrheit der zu betreuenden Jugendlichen kam aus den Krisen- und Kriegsgebieten Afghanistans oder den Nachbarländern Iran und Irak. Die zweite große Gruppe floh aus dem Kriegsgebiet Syrien. Einzelne Jugendliche erreichten Deutschland aus Somalia oder Eritrea. Flüchtlinge aus dem ehemaligen Jugoslawien, meist aus dem Kosovo und ohne Eltern, wurden ebenso selten angefragt wie junge Menschen aus den Maghreb-Staaten (s. Abb. 4.1). Die Statistik der Herkunftsländer der jungen Menschen, die durch unsere Einrichtung betreut wurden, spiegelt sich sicherlich in einer Gesamtstatistik der Herkunftsländer aller UMF wider, wobei wir einen deutlich überproportionalen Anteil an Jugendlichen aus Afghanistan betreuten. Einfluss auf die Verteilung auch unter dem Gesichtspunkt der Herkunftsländer hatten wir als freier Träger nicht.

Nach den ersten Tagen in den notdürftig eingerichteten Wohngruppen, auch mit Mehrbettzimmern, zeigte sich, dass die Jugendlichen wenige Informationen über die Arbeitsweisen, Regeln und Normen des für sie erst einmal unbekannten Landes mit einer fremden Kultur hatten. Bisher waren sie selten gefragt worden,

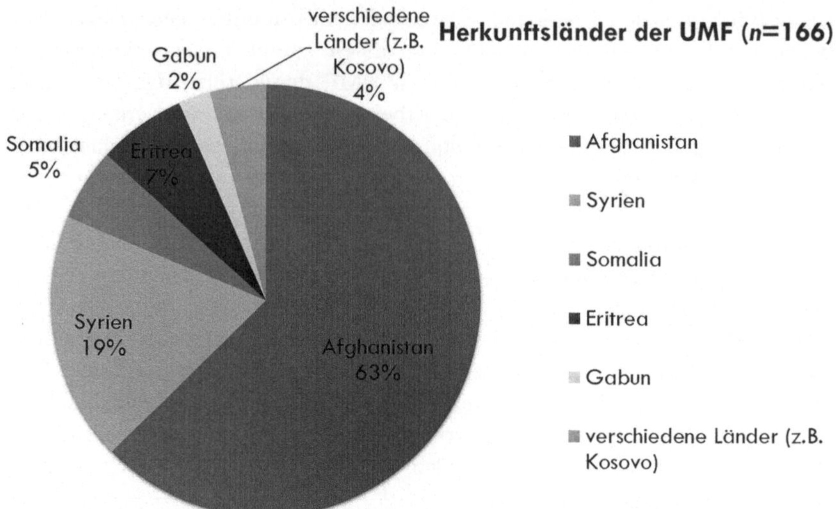

Abb. 4.1 Verteilung der Herkunftsländer der UMF, die von der Kinder- und Jugendhilfe Flow gGmbH insgesamt zum Stichtag 01.09.2016 betreut wurden. Anm.: Unter der Rubrik „Afghanistan" wurden auch die Herkunftsländer Iran und Irak gefasst, weil die Jugendlichen berichteten, ursprünglich aus Afghanistan mit ihren Familien in diese Länder umgesiedelt zu sein. (Quelle: Autor*innen ©)

mit welchen Erwartungen sie eingereist waren und was sie für sich als Ziele formuliert hatten. Außerdem stellten wir fest, dass die UMF auch durch ihre Schlepper desinformiert waren und glaubten, sie könnten nach ihrer Ankunft kurzfristig ihre Eltern nachholen. Die Unerfahrenheit im Umgang mit den jungen Menschen aus einem fremden Kulturkreis und die Unsicherheit über den richtigen konzeptionellen Weg führten uns schon in der frühen Phase der „Notversorgung" dazu, wissenschaftliche Unterstützung in Anspruch zu nehmen. Unser Anliegen war es, gleichzeitig den jungen Flüchtlingen die Möglichkeit zu bieten, sich zu äußern, und auch, ihnen Partizipation – soweit sie unter den gesellschaftlichen Rahmenbedingungen zu realisieren war – zu ermöglichen.

4.3.2 Bedeutung des Projektes HUMAN

Zwei Zielrichtungen in dem auf zwei Jahre angelegten Projekt HUMAN (**H**eimat für **u**nbegleitete **m**inderjährige Flüchtlinge, **A**rbeit und **N**euanfang) begleiteten den gesamten Verlauf. Erstens galt es, Standards und Qualitätsbausteine zur Unterstützung und Integration der jungen Menschen zu entwickeln, die für unsere Einrichtung gültig sein sollten. Zweitens war es uns wichtig zu erfahren, welche Erwartungen, Wünsche und Ziele die minderjährigen Flüchtlinge haben. Dies war für die betroffenen UMF eine neue Erfahrung. Bisher fühlten sie sich im Rahmen der Zuweisung in ihnen unbekannte Städte und Gemeinden nur als Objekte von Verwaltungshandeln. Auch fand bisher kaum Aufklärung über die institutionellen Bedingungen in ihrem Aufnahmeland statt, sodass die jungen Menschen wenig zwischen Ausländeramt, Sozialamt, Jugendamt und Vormundschaft unterscheiden konnten. Oftmals wurde ihnen auch nur mitgeteilt, dass sie während ihres Aufenthaltes als Minderjährige ohne Eltern einen Vormund zugewiesen bekommen. Dieser sollte die Aufgaben der abwesenden sorgeberechtigten Eltern übernehmen. Ein junger Afghane zum Beispiel fragte mich dann auch, warum der Vormund nur so selten zu erreichen sei, wenn er doch jetzt seine Eltern ersetzen soll. Eltern seien doch immer für ihre Kinder da. Neben den UMF haben wir vier verschiedene Städte gewonnen, die sich an dem zweijährigen Modellprojekt beteiligten.

Als Ergebnis erwarteten wir uns von der Studie Aussagen über die Gestaltung der Betreuungssettings für junge Flüchtlinge und heimische Jugendliche in einer Wohngruppenform und wollten gemeinsam Ableitungen für die Entwicklung von Netzwerken, Methoden der Integration in die Mehrheitsgesellschaft und den Versuch der Durchsetzung der Rechte junger Menschen mit und ohne Fluchterfahrung entwickeln.

4.3.3 Im Übergang von Notlösungen zur Normalisierung

Die erste Phase war geprägt durch Unbeständigkeit, Unsicherheit und enttäuschte Erwartungen. In unseren Wohngruppen oder Wohnverbünden fanden einige Wechsel statt. Teilweise entwichen Jugendliche aus den Einrichtungen. Ein Phänomen, von dem auch Brinks et al. (2017) berichten. Sie sprechen von ca. 9000 vermissten UMF im Juli 2016, von denen keiner weiß, wo diese sich zu dem Zeitpunkt aufhielten, in welche Gefahren sie sich begeben haben oder ggf. sich noch befinden. Ein anderer Teil unserer Jugendlichen teilte mit, dass sie Deutschland nur als zeitlich befristeten Erholungsraum nutzen und in anderen Ländern Aufnahme suchen wollten. Insbesondere die skandinavischen Länder waren bis zur Schließung der Grenzen ein begehrtes Ziel.

Die Jugendlichen, mit denen wir länger arbeiteten, empfanden teilweise die Übergangszeit, in der sie untätig bleiben mussten, als zu lang. Sie warteten mit großer Ungeduld auf einen Schulplatz, wollten unbedingt Deutsch lernen und konnten kaum verstehen, warum das alles so lange dauerte. In den Gruppen mit heimischen Jugendlichen erzeugten sie dadurch auch einen Druck auf Jugendliche, die sich durch Schulabsentismus auszeichneten. So berichtete mir Kevin (Name geändert), den ich seit vielen Jahren kenne, dass er es toll finde, mit so unterschiedlichen Menschen zusammenzuleben („die Flüchtlinge sind o.k."), aber er fühle sich durch die tägliche Fragerei, wann sie (die UMF) denn nun endlich in die Schule gehen könnten, schon ordentlich unter Druck gesetzt. Er teilte mir prophetisch mit, dass er dem Druck irgendwann nicht mehr standhalten würde und der „doofen Fragerei" aus dem Weg gehen wolle. Auf meine Frage, was er zu tun gedenke, antwortete er lapidar: „Wieder zur Schule gehen."

In dieser Phase eines wenig strukturierten Alltags mit viel Langeweile versuchten wir mit unterschiedlichen Angeboten, einige Anreize zu geben. Wir organsierten einen Deutschunterricht, in einer Kommune mit Unterstützung von zehn pensionierten Hauptschullehrer*innen. Aber auch in dieser Phase zeigten sich wieder regionale Disparitäten. Kommunen, die sich vorbereitet und erste Netzwerke gesponnen hatten, boten schneller und ein umfassenderes Bildungsangebot als die weniger vorbereiteten Gemeinden, in denen Strukturen erst noch aufgebaut werden mussten.

4.4 Phase II: sukzessive Normalisierung und versuchte Integration

Aus unserer Sicht benötigten die UMF in den ersten Phasen vor allem

- lange Ruhepausen mit viel Schlaf, ausreichender Ernährung und Sicherheit im Alltag
- die Gestaltung eines normalen „gelingenden Alltags"
- die Schaffung eines sicheren Ortes mit wertschätzenden Mitarbeiter*innen
- Zugang zu Bildung und Erwerb von Sprachkompetenz
- ein erstes Kennenlernen von sozialräumlichen Ressourcen, wie z. B. Sportvereine o. Ä.
- Mitbestimmungsrechte
- die gemeinsame Entwicklung von Perspektiven und Zukunftschancen
- zuverlässige Ansprechpartner*innen, auch in Krisen
- Menschen, mit denen sie in ihrer Muttersprache sprechen können (Kulturmittler*innen)

- praktische und emotionale Hilfe in einer Situation, in der sie ohne Eltern oder andere Bezugspersonen auskommen mussten
- die Möglichkeit, Kontakt zu ihren Eltern oder Verwandten aufzunehmen.

Diesen Aufgaben wurden wir in der ersten Phase des Krisenzyklus nur teilweise gerecht. Die weitere Normalisierung auch mit Nutzung der sozialräumlichen Ressourcen, Eröffnung strukturierter Bildungschancen und einer ersten Beheimatung waren somit die vordringlichen Aufgaben in der zweiten Phase des Betreuungsprozesses.

4.4.1 Das Kindeswohl im Vordergrund

Die minderjährigen unbegleiteten Flüchtlinge, die uns zugewiesen wurden, waren zuallererst Kinder und Jugendliche. „Was ankommende Menschen brauchen, ist vor allem Sicherheit: Sicherheit in der Unterbringung, Sicherheit in der aufenthaltsrechtlichen Situation, Sicherheit für Familie und Freund*innen" (Bundesweite Arbeitsgemeinschaft der psychosozialen Zentren für Flüchtlinge und Folteropfer 2017, o. S.). Für sie gelten die gleichen Standards zum Kindeswohl und zur Vermeidung von Kindeswohlgefährdungen wie für alle anderen jungen Menschen auch. Diesen Standards fühlen wir uns verpflichtet. Das Kindeswohl steht immer im Vordergrund, auch bei denen, die keine Bleibeperspektive haben. Die Beendigung von Maßnahmen mit der Volljährigkeit und die Überstellung in Sammelunterkünfte stellt in der Regel eine Gefährdung dar und ist auch im Sinne des Kindeswohls abzulehnen. Erst recht ist die rigorose Beendigung von Hilfen mit dem Tag der Volljährigkeit durch Entlassung auf die Straße zu verurteilen. Dies ist nach unseren Erfahrungen nicht der Regelfall, kommt aber gerade in den Kommunen vor, die nur in seltenen Fällen Hilfen für junge Volljährige einsetzen. In einem Fall ist trotz drängender Intervention und Bitten der betreuenden Mitarbeiter*innen ein junger Mensch aus Albanien an seinem Geburtstag, dem 24.12.2017, auf die Straße entlassen worden.

In der weiteren Normalisierung unserer Wohngruppenarbeit bleibt es wichtig, mit den belegenden Jugendämtern kontinuierlich Vereinbarungen gemäß § 8a Sozialgesetzbuch (SGB) VIII zu schließen und ständig zu aktualisieren. Hier bietet sich eine Basis verlässlicherer Kooperation zwischen freiem und öffentlichem Träger. Dies erfordert auch Absprachen zu den unterschiedlichen Aufgabengebieten. Bei der Übernahme von Betreuungsaufgaben hatten wir es zuerst im Wesentlichen mit Inobhutnahmen zu tun, später dann mit Maßnahmen der Heimerziehung nach § 34 SGB VIII, die vom Vormund zu beantragen waren. Bis auf wenige Ausnahmen waren die jungen Minderjährigen zugewiesen und hatten im Rahmen der vorläufigen Inobhutnahme § 42a SGB VIII eine Altersfeststellung durch das Jugendamt erfahren. Wir mussten also davon ausgehen, dass wir es mit unbegleiteten minderjährigen Flüchtlingen zu tun haben, und unsere Aufgabe bestand aus unserer Sicht nicht darin, eine erneute Alterseinschätzung durch Nachfragen im Betreuungsprozess zu initiieren.

4.4.2 Gelingender Alltag mit Bildungschancen und sozialer Integration

Nach der ersten Phase des Ausruhens und der täglichen Versorgung in sicheren Lebensbedingungen forderten fast alle jungen Menschen einen kurzfristigen Zugang zu Bildung. Schnell die deutsche Sprache zu erlernen war dabei besonders wichtig. Hier zeigten sich die Vorteile unsere sogenannten „gemischten Gruppen", in denen heimische Jugendliche und junge Menschen mit Fluchterfahrungen aus verschiedenen Ländern mit unterschiedlichen kulturellen Hintergründen zusammenlebten. Kommunikation fand in der Regel in Deutsch statt und so lernten die UMF schneller die deutsche Sprache als die Jugendlichen in Notgruppen, die unter sich in ihrer Heimatsprache kommunizierten. Der Schulbesuch war ihnen nicht nur wichtig, um Deutsch zu lernen, sondern auch, um sich für die Zukunft eine berufliche Perspektive aufbauen zu können. Auch in der Beschulung der jungen Menschen zeigten sich dann für uns sehr unterschiedliche regionale Möglichkeiten. Die recht schnelle Integration in „Willkommensklassen" oder auch Regelklassen gelang nur in geringem Maß. Insbesondere gelang es schneller und besser in Kommunen, die vorausschauend entsprechende Netzwerke aufgebaut hatten und insgesamt über eine gute Bildungsinfrastruktur verfügten. Gleichzeitig versuchten wir auch als Träger der Jugendhilfe Angebote zu entwickeln. Dies war notwendig, um den dringenden Wunsch aufzugreifen, die deutsche Sprache zu lernen, und auch um tagesstrukturierende Angebote zu schaffen. In einem Falle unterstützte das Jugendamt schulische Förderung durch Finanzmittel zur Gewinnung von studentischen „Aushilfslehrer*innen". In Zusammenarbeit mit einer kommunalen RAA (Regionale Arbeitsstelle Ausländer), Referat Migration, erhielten wir Kontakt zu Lehrer*innen im Ruhestand, die gerne ehrenamtlich helfen wollten. Dieses Projekt erwies sich als nachhaltig. Noch heute sind über zehn engagierte ehemalige Lehrer*innen in der Unterstützung junger Menschen tätig. Diese Förderung findet zusätzlich zur schulischen Ausbildung oder begleitend zur Ausbildung statt. Das besonders Erfreuliche ist, dass mittlerweile auch heimische Jugendliche das Angebot annehmen.

Insgesamt zeigte sich in der Nachschau, dass der Zugang zu schulischer Bildung zu lange gedauert hat. Die Strukturen der Schule sind für eine effektive Förderung von geflüchteten jungen Menschen nicht ausgerichtet. Den Zugang zur schulischen Bildung an Bleibeperspektiven zu knüpfen verstärkt die Ängste, demotiviert und schafft ein System zweiklassiger Zugangsvoraussetzungen zum Bildungssystem. Weiterhin halten wir es für dringend geboten, den jungen Menschen, die meist im Alter von 16 oder 17 Jahren zu uns gekommen sind, schulische Bildungsangebote über die Volljährigkeit hinaus zu ermöglichen. Dies erfordert eine Ausweitung der Schulpflicht auch für Volljährige.

Integration in die Mehrheitsgesellschaft funktioniert nur mit Bildungsangeboten und der Entwicklung beruflicher Perspektiven. Dazu bedarf es stützender Strukturen, die auch nach der Jugendhilfe wirken können. Gesellschaftliche Aufgabe aus unserer Sicht ist es, ein Ankommen in Würde zu ermöglichen, einen strukturierten Alltag zu bieten, Hilfe zur Verarbeitung von Fluchterfahrungen zu gewähren und selbstständige Lebensführung einzuüben. Dies erfordert Zeit und Engagement und die schrittweise Umsetzung, ohne zu viele Übergänge gleichzeitig zu fordern (s. auch Sievers et al. 2015).

4.4.3 Psychosoziale Situation und Selbstständigkeit

Zusammenfassend sehen wir unsere Aufgabe darin, den jungen Menschen größtmögliche Sicherheit zu bieten und ihnen die notwendige Zeit zu geben, um erwachsen zu werden. Dazu bedarf es verlässlicher Bezugspersonen, auch zur Aufarbeitung ihrer traumatischen Erfahrungen. Die Übergänge in Ausbildung oder in die eigene Wohnung müssen fließend gestaltet sein und sich am individuellen Rhythmus des Einzelnen orientieren. Brüche im Übergang führen nicht selten zu Abbrüchen. Wir sind bemüht, Bildungsmöglichkeiten zu schaffen und eine sozialräumliche Vernetzung mit der Nutzung der vorhandenen Ressourcen zu ermöglichen. Dies sind grundlegende Elemente einer gelingenden Integration, die sich durch Konstanz an einem sicheren Ort herausbilden. Unsere Erfahrungen zeigen auch hier, dass die gegebenen Rahmenbedingungen wesentlich durch die zuständigen Organe der Kommunen bestimmt werden, und zwar in höchst unterschiedlicher Weise.

Die Flüchtlinge, die zu uns kommen, sind zuallererst einmal Kinder oder Jugendliche mit Wünschen, Hoffnungen und aus unserer Erwachsenenperspektive auch mit Illusionen. Sie sind auf der Suche nach „ihrem Weg", allein ohne Eltern. Sie sind unsicher, manchmal niedergeschlagen und depressiv: Sie suchen innere Ruhe, die sie nicht finden können, wenn besonders nachts die schrecklichen

Bilder alle wieder da sind. Sie sind noch weit davon entfernt, in einem fremden Land allein für sich sorgen zu können, auch wenn dies manchmal insbesondere in der Beendigung von Hilfen mit Volljährigkeit anders bewertet wird. Die „Selbständigkeit sich durchzuschlagen (Überlebenskompetenzen) kann nicht gleichgesetzt werden mit der Selbständigkeit, sich eine (neue) Lebensperspektive zu erarbeiten" (Das Jugendamt 2016).

Ihr Alltag ist geprägt von Zukunftsängsten, besonders für die jungen Menschen mit unsicherer Bleibeperspektive. Sie leben in der Sorge um die Familie in ihren Heimatländern. Als Minderjährige in Wohngruppen der Jugendhilfe verdienen sie noch kein Geld, das sie ihren Familien senden könnten. Sie fühlen sich schlecht, weil ihre Eltern und Anverwandten viel Geld an Schlepper bezahlt haben und sie nichts zurückgeben können. Ein junger Afghane beantwortet mir die Frage, ob er Kontakt zu seiner Familie hat, so:

> „Ich kann die restlichen Schlepperkosten nicht bezahlen, weil ich als Minderjähriger keine Arbeit habe und kein Geld verdiene, meine Familie setzt mich unter Druck und sie wird unter Druck gesetzt, deshalb habe ich den Kontakt abgebrochen."

Die Erfahrungen aus den Gesprächen mit den jungen Flüchtlingen sowohl im Rahmen des HUMAN-Projekts als auch durch persönliche Kontakte zeigten, dass sie sich nicht nur auf ihre Betreuer*innen einließen, sondern auch recht schnell Vertrauen aufbauten. Unsere Kulturmittler*innen waren dabei eine wertvolle Hilfe. Alle Jugendlichen erklärten uns immer sehr deutlich, dass sie normal und in Frieden in Deutschland leben wollen (s. auch Nowacki et al. 2018). Die Bleibeperspektive spielt eine bedeutsame Rolle. Die Angst vor Abschiebung und erzwungener Rückkehr ins Heimatland gehört zum Alltag der Jugendlichen. Parallel kommt bei den jungen Menschen kurz vor der Volljährigkeitsgrenze noch die Unsicherheit dazu, wie es danach weitergehen wird. Diese Ungewissheit, besonders bei jungen Menschen aus Afghanistan mit hoher Ablehnungsquote und dem Wissen, dass der Nachzug der Familie eher unwahrscheinlich ist, belastete die jungen Flüchtlinge außerordentlich.

4.4.4 Schaffung von Strukturen und Netzwerken

Als anerkannter Träger der freien Jugendhilfe, ohne Spitzenverband, war es für uns immer notwendig, andere Kommunikationswege zu finden. Insofern schlossen wir uns im Herbst 2015 dem BUMF (Bundesfachverband unbegleitete minderjährige Flüchtlinge) an. Ein leitender Mitarbeiter der Einrichtung stellte sich für die Mitarbeit zur Verfügung und gründete für unsere in 21 Kommunen dezentral ausgerichteten Projekte eine Arbeitsgruppe „UMF", die wichtige Impulse für die tägliche Arbeit setzte.

Auch die Beratung durch Fachverbände wurde vonseiten der Kommunen unterschiedlich gehandhabt. Wir hatten eine Vereinbarung zur Beratung mit „Pro Asyl" getroffen, um den jungen Geflüchteten auch in einem möglichen Asylverfahren wirkungsvolle Hilfen anzubieten. Teilweise übernahmen Kommunen die Beratungskosten, andere sahen keine Notwendigkeit. Um auch hier unterschiedliche Handlungsmuster auszugleichen, haben wir über Spendenmittel für alle UMF Beratungen ermöglicht. Die rechtliche Vertretung in Asylverfahren und später im Widerspruchsverfahren haben wir ebenfalls über Fremdmittel finanzieren müssen.

Auf der Grundlage unserer sozialräumlichen Ausrichtung wurden unsere Mitarbeiter*innen ermutigt, fallübergreifend und fallunabhängig in den verschiedenen lokalen Gremien und Arbeitskreisen mitzuwirken. Dies führte letztendlich auch zu unseren Brücke-Projekten, die den UMF als Care Leaver weitere Unterstützung anbieten können.

4.5 Phase III: Übergang in die „Erwachsenenwelt"

Eine Unterstützung über die Volljährigkeit hinaus empfehlen Bauer und Schreyer (2016). Dieser Forderung kann man nur zustimmen, wenn man sich die Hilfeverläufe der jungen Flüchtlinge von der Aufnahme als Minderjährige in einer Wohngruppe bis zur Volljährigkeit anschaut.

> „Der Übergang in die Volljährigkeit stellt damit eine besondere Herausforderung für die UMF dar, da sie ohne ein familiäres Netz in einem anderen Land und Kulturkreis zurechtkommen müssen, und ihnen dabei möglicherweise auch die bereits aufgebaute Unterstützung durch die Jugendhilfe fehlt" (Nowacki et al. 2018, S. 269).

Eine Beendigung der Hilfe mit Volljährigkeit erhöht nicht nur die Gefahr des Scheiterns von Integration, sondern führt nicht selten zu Ausbildungsabbrüchen, in nicht unerheblich vielen Fällen sogar zur Wohnungslosigkeit und Obdachlosigkeit. Insofern sollte der Fortschreibung der Hilfeplanung vor der Volljährigkeitsgrenze eine besondere Bedeutung zukommen, weil hier in Rahmung und Struktur individuelle Hilfesettings entwickelt werden könnten, die einen erfolgreichen Übergang erleichtern. Leider sieht die Realität anders aus.

4.5.1 Hilfeplanung nach § 36 SGB VIII: ein Instrument zur Gestaltung von Übergängen

Hilfeplanung als ein zentraler Schlüsselprozess in den erzieherischen Hilfen wird als Aushandlungsprozess zwischen den Beteiligten strukturiert. Inwieweit die UMF Hilfeplanung als ein Instrument für ihre Weiterentwicklung nutzen können, hängt neben der Beteiligung auch von der Transparenz ab. Sie müssen über Funktion und Strukturen in der Hilfeplanung aufgeklärt werden, damit sie verstehen, worum es geht, und sich einbringen können. Die UMF berichten auch, dass sie mit der Menge der Vorschriften und der Formalität der Hilfeplangespräche häufig überfordert sind. Information und Aufklärung ist somit Aufgabe unserer Mitarbeiter*innen. Die grundlegende Bedingung der Teilnahme der UMF ist eine Selbstverständlichkeit, die wir vor manchen Hilfeplangesprächen erst explizit machen mussten. Die Teilnahme des Vormundes allein ohne UMF reicht erstens nicht und ist zweitens auch nicht gesetzeskonform. Gegebenenfalls sind Dolmetscher*innen zu beauftragen. Die institutionelle Vorgabe des öffentlichen Trägers war in manchen Fällen eindeutig. Mehrere wortgleiche Hilfeplanprotokolle belegen, dass die stationäre Hilfe mit Volljährigkeit endet und es in einer generalisierten Form keinen Spielraum für den Einzelfall gibt. Auch hier zeigen sich wieder regionale Disparitäten von vorgegebenen Rahmungen bis zu einem beteiligungsorientierten Hilfeplanverfahren in Art und Umfang für den Einzelfall (siehe § 27 Abs. 2 SGB VIII).

Unsere Aufgabe bleibt es, weiterhin eine auf den Einzelnen bezogene Hilfeplanung zu ermöglichen, um insbesondere die gewünschte Integration der jungen Menschen zu erleichtern. Von allen UMF, die in unseren Wohnformen betreut wurden, hat sich weniger als eine Handvoll mit Beginn der Volljährigkeit entschlossen, in die Heimat zurückzukehren. Alle anderen wünschen sich, in Frieden leben zu können, und möchten sich schnell in die Mehrheitsgesellschaft integrieren (s. auch Nowacki et al. 2018). Integrationsorte sind die Kommunen. Gerade hier sollten Bedingungen zur gelingenden Integration geschaffen und gefördert werden.

4.5.2 Die Angst vor der Volljährigkeit – ein altes Phänomen in neuem Kleid

Junge Volljährige können besonders schutzbedürftig sein. Traumatisierende Erfahrungen von Minderjährigen manifestieren sich nicht selten erst nach Erreichen der Volljährigkeit. Im Kinder- und Jugendhilferecht ist anerkannt, dass durch das Erreichen der Volljährigkeit Hilfesituationen, die einen sozialpädagogischen Unterstützungsbedarf auslösen, nicht entfallen. Notwendige Unterstützungssysteme dürfen nicht mit Erreichen der Volljährigkeit abbrechen (Deutscher Verein 2016). Die gängige Praxis war in den vergangenen Jahren auch wieder von großen regionalen Unterschieden geprägt. Insgesamt entstand dadurch eine Angst vor der Altersgrenze, der Volljährigkeit, bei den UMF. Für die UMF bedeutet sie oftmals, vertraute Personen in den Wohngruppen zu verlieren und in Gemeinschaftsräumen in Sammelunterkünften unterzukommen. Notwendige Hilfen entfallen, vom unterstützenden Wecken über Erinnerung an Termine bis zum abendlichen gemeinsamen Gespräch oder Spiel. All das, was einen gelingenden Alltag ausmacht, steht nicht mehr zur Verfügung. Zwar wurden dann noch ambulante Hilfen, in manchen Kommunen standardisiert für drei bis sechs Monate, bewilligt. Diese Minimierung auf das Notwendigste an Jugendhilfe in Sammelunterkünften erfüllt vielleicht noch den gesetzlichen Auftrag der Hilfen für junge Volljährige, ist aber wenig zielführend zur Erreichung einer selbstständigen Lebensführung in einem Land, in dem noch vieles neu und unbekannt ist. Auch die Unterbringung in speziellen Wohngemeinschaften für ehemalige UMF im Rahmen der Sozialhilfe, die als „gut betreute Wohngemeinschaften" den jungen Menschen angeboten wurden, halten wir oft nicht für ausreichend. Ich habe einen dieser Zwangsumzüge dokumentiert und notiert:

> „Unser Mitarbeiter der Wohngruppe war zur Übergabe eines gerade volljährig gewordenen Jugendlichen in der Sammelunterkunft vereinbarungsgemäß eingetroffen, aber es war keiner vor Ort. Daraufhin sind Leitungskräfte unseres Trägers zur Unterkunft gefahren. Es waren weder Mitarbeiter des Sozialamtes vor Ort, noch gab es Lebensmittel in der gesamten Wohnung. Die Zimmer waren spartanisch eingerichtet mit Bett und Schrank und entgegen den Versprechungen ohne Schreibtisch, wie vom Sozialamt im Vorgespräch dargestellt. In einem Raum, der ein Gemeinschaftszimmer werden sollte, war ein TV-Gerät an der Wand befestigt, aber nicht angeschlossen. Alle Heizungen blieben kalt, was wir dem Sozialamt umgehend meldeten. Trotz der Rückmeldung, es käme heute noch jemand, geschah an dem Tag nichts mehr."

Hier wird eine Haltung deutlich, die sich weder an den Wünschen und Interessen der jungen volljährigen Geflüchteten orientiert noch ernsthaft sinnvolle Integration betreibt. Wenn dann noch in den Protokollen zur Hilfeplanung auch schon vonseiten des Jugendamtes bemerkt wird, dass mit der Volljährigkeit die Zuständigkeit zum Sozialamt wechselt, ist von individueller Hilfeplanung nichts mehr übrig. Den Forderungen des § 41 SGB VIII wird mit der Gewährung von ambulanten Leistungen – meist maximal für sechs Monate – in der Sammelunterkunft entsprochen.

Regionale Disparitäten heißt dann auch, dass die Nachbarstadt Wohngemeinschaften von Flüchtlingen explizit fördert und wünscht, auch um Isolation und Vereinsamung entgegenzuwirken, und die Nachbargemeinde dies kategorisch ablehnt. Es bleibt dabei, für die gelingende Integration und Perspektiventwicklung der jungen Flüchtlinge ist u. a. entscheidend, welches Jugendamt zuständig ist. In manchen Kommunen werden Hilfen nach § 41 SGB VIII generell nicht bewilligt oder nur in geringfügigem Umfang geleistet. Hier droht die Jugendhilfe zu einer „Zwei-Klassen-Jugendhilfe" zu verfallen.

Erinnert werden muss in diesem Zusammenhang auch noch einmal an die gesetzliche Grundlage des § 1 SGB VIII „Jeder junge Mensch hat ein Recht auf Förderung seiner Entwicklung und auf Erziehung zu einer eigenverantwortlichen Persönlichkeit" und weiter in § 7 SGB VIII „Ein junger Mensch ist, wer noch nicht 27 Jahre alt ist". Durch die teilweise rigide Jugendhilfepraxis einiger Jugendämter entstehen kaum vermittelbare Handlungsweisen, die die Ängste der jungen Geflüchteten weiter verstärken. Wir haben erlebt, dass ein gerade volljährig gewordener afghanischer Flüchtling in eine Sammelunterkunft des Sozialamtes ziehen musste und sein Zimmer in der Wohngruppe von einem 19-jährigen afghanischen Flüchtling bezogen wurde, der eine weitere stationäre Hilfe erhalten hatte, obwohl die Hilfebedarfe vergleichbar waren. Dies war den jungen Menschen gegenüber kaum darstellbar und sie konnten nicht verstehen, dass der entscheidende Faktor zur Weiterführung einer Hilfe davon abhängig sein kann, welches Jugendamt zuständig ist.

> „Es ist damit ein Glücksfall, in welche Kommune ein UMF verlegt wird und wie die Kassensituation dort ausschaut … Darüber hinaus wird dem Wunsch- und Wahlrecht auch eher eine untergeordnete Rolle beigemessen, da die jungen Menschen i. d. R. dahinverlegt werden, wo ein Platz frei ist, unabhängig davon, ob die Einrichtung für junge Menschen passt oder nicht" (IGfH 2018).

Diese Erfahrung der teilweise unzureichenden Praxis, Hilfen junger Volljähriger zu gestalten, versuchen wir konstruktiv durch die Schaffung von „Care Leaver"-Angeboten zu bewältigen. Wir haben Strukturen geschaffen, die die oftmals harten Übergänge abfedern sollen und den jungen Menschen, die in der Regel regelmäßig noch „ihre" Wohngruppe besuchen, weiterhin Anlaufstellen von Hilfe und Unterstützung bieten. Dies führte zur Entwicklung unserer „Brücke-Projekte", einem Treffpunkt für ehemalige „Heimkinder". Die Implementation dieser Projekte der Übergangsbegleitung basiert auf dankeswerterweise durch Care Leaver initiierten Diskussionen um Verselbstständigungsmaßnahmen (Strahl und Thomas 2013).

4.5.3   Brücke-Projekte als Care-Leaver-Treffpunkte

Verstärkt durch die Erfahrung in der Unterstützung der unbegleiteten minderjährigen Flüchtlinge war es für uns notwendig, Strukturen zu schaffen, die den ehemaligen Klienten der Jugendhilfe noch weitere Hilfen anbieten. Grundlage ist dabei auch die Stellungnahme des Bundesrates vom 31. 03. 2017, der feststellt,

> „… dass der häufig mit dem Eintritt der Volljährigkeit eintretende Wegfall von erzieherischen Hilfen für einen Teil der jungen Menschen bedeutet, dass ihnen die Möglichkeit einer gelingenden Bewältigung von Kernherausforderungen genommen wird" (Bundesrat 2017, S. 5).

Es erfordert Anstrengungen, das Scheitern im Übergang zu vermeiden und die Chancenungleichheit zu jungen Menschen in Familien zu minimieren. Denn unsere Care Leaver, insbesondere die UMF, verfügen über wenig bis keine stabilen sozialen Bezüge: Familiäre Netzwerke, wenn überhaupt vorhanden, sind nicht nutzbar und materielle Ressourcen bzw. Rücklagen nicht vorhanden. Zusätzlich entsteht für die jungen Menschen zwischen 17 und 19 Jahren eine Erschwernis durch die Forderung, möglichst frühzeitig erwachsen und selbstständig zu werden. Es ist auch deshalb nicht nachzuvollziehen, warum Jugendlichen in öffentlicher Verantwortung eine wesentlich kürzere Jugend zugestanden wird als Gleichaltrigen aus Familien. Vergleichszahlen ergeben, dass junge Menschen im Durchschnitt mit 23,7 Jahren aus dem elterlichen Haushalt ausziehen (Statista 2018). Zusammenfassend kann man feststellen, dass an die Selbstständigkeitsentwicklung von jungen Menschen in öffentlicher Verantwortung enorme Anforderungen gestellt werden und manchmal mit der Überweisung in Sammelunterkünfte eine massive Überforderung mit Scheitern bis in die Obdachlosigkeit in Kauf genommen wird. Dabei geht es nicht um die umfangreiche individuelle Hilfe an sich. Oftmals reicht die Möglichkeit, jemanden zu kennen, den man „auch nach Feierabend" erreicht und ansprechen kann. Eine Anbindung an bekannte Bezugspersonen ist zum Gelingen des Übergangs von der Jugendhilfe in die Verselbstständigung ein elementarer Bestandteil (Thomas 2017), um der Gefahr von sozialer Ausgrenzung zu begegnen.

4.5.4   Afghanistan ist nicht sicher – die besonders vulnerable Gruppe junger Afghanen

Die Mehrheit der UMF, die wir betreut haben und heute noch betreuen, stammt aus Afghanistan (siehe Abb. 4.1). Diese jungen Menschen leben in ständiger

Angst vor Abschiebung und ungewollter Rückkehr in ihr Heimatland. Sie sollen in ein Land zurückkehren, das in Teilen als sicher eingestuft wird, wo jedoch demokratische Grundrechte missachtet werden. Sie berichten, dass sie geflohen sind, weil es ihnen dort nicht gut ging, weil sie auf „Todeslisten der Taliban ständen" und sie sich alles andere als sicher gefühlt haben. Das Flüchtlingswerk der Vereinten Nationen (UNHCR) und Pro Asyl e. V. betonen, dass in Afghanistan Lebensgefahr droht und überall innerstaatliche Konflikte aufflackern. Auch in neuerer Zeit sind immer mehr zivile Opfer zu beklagen. Selbst das Auswärtige Amt warnt vor Reisen nach Afghanistan (Auswärtiges Amt 2019). Hier von pauschaler Sicherheit zu sprechen, wie sich dies in den Protokollen der Anhörungen zum Asylantrag darstellt, ist eine kritisch zu wertende Position. Die Angst vor Abschiebung ist berechtigt, wenn wir uns die Ablehnungsquote der Asylanaträge afghanischer junger Menschen in unserer Einrichtung ansehen. Angst erzeugt Stress und Stress ist ein wesentlicher Faktor, der zu einer Verstärkung der Traumatisierung führt. Das Stressverhalten kann sich in Gewalt, Drogen- und Alkoholmissbrauch artikulieren und führt dann zu weiteren medial aufbereiteten Forderungen nach Abschiebung. Ein Teufelskreis für junge Menschen, die einfach nur in Frieden leben wollen. Hier ist unser Auftrag, solidarisch an ihrer Seite zu stehen. Lösungen finden wir durch die Intensivierung von Ausbildungsmöglichkeiten, die auch bei einer Ablehnung aufschiebende Wirkung haben. Ein Rechtshilfefonds zum Widerspruch der Ablehnung ist eingerichtet. Wir müssen dagegenwirken, dass es generelle Abschiebeforderungen von asylsuchenden jungen Menschen gibt, die als Jugendliche allein und ohne elterlichen Beistand in oft mühsamer und gefährlicher Flucht ihren Frieden in unserem Land suchen.

4.6   Fazit und Ausblick

Die Erfahrungen, Handlungsmuster und Entwicklungen in der Zusammenarbeit mit jungen Menschen mit Fluchterfahrungen unter den gegenwärtigen gesellschaftlichen Bedingungen lässt ein Faktum wieder in den Vordergrund treten, das in den letzten Jahren eher randständig diskutiert worden ist. Soziale Arbeit und insbesondere Jugendhilfe ist immer politisch. Sie muss sich aber wieder entwickeln zu einer politischen Jugendhilfe, das heißt sie muss klare Positionen für Ausgegrenzte und Benachteiligte beziehen. Sie muss Unrecht und Ablehnung als gesellschaftliche Realität anprangern. So formuliert der bayerische Landesjugendhilfeausschuss am 02. 10. 2017 in seinem „Jugendpolitischen Zwischenruf zum Umgang mit jungen Geflüchteten":

„Mit großer Sorge betrachten die Mitglieder des Landesjugendhilfeausschusses in Bayern die Situation junger Geflüchteter mit ungesicherter Bleibeperspektive. Dazu gehören vor allem junge Menschen, deren Antrag auf Asyl abgelehnt wurde, für die aber aus Gründen, die sie nicht selbst zu verantworten haben, eine Ausreise unmöglich ist. Zu nennen sind aber auch junge Geflüchtete, deren Verfahren noch nicht abgeschlossen sind, bei denen aber zu erwarten ist, dass der Asylantrag nicht bewilligt wird. Vor dem Hintergrund unserer vielfältigen Erfahrungen im Bereich der öffentlichen wie freien Kinder- und Jugendhilfe in der Arbeit mit jungen Geflüchteten, sehen wir uns veranlasst, einen mahnenden Zwischenruf an die Verantwortlichen in Politik und Verwaltung sowie die Öffentlichkeit zu formulieren" (Bayrischer Landesjugendhilfeausschuss 2018, S. 88).

Damit steht die Kinder- und Jugendhilfe in der Mitte der Gesellschaft und leistet einen nachhaltigen Beitrag zum Aufwachsen junger Menschen in Deutschland. Nur verabschiedet sich die Jugendhilfe nicht selten von den jungen Menschen kurz nach der Volljährigkeit. Und das bei denen, die Unterstützung dringend brauchen, um in der Gesellschaft nachhaltig klarzukommen. Jugendhilfe tut dann das Gegenteil von dem, was sie proklamiert oder proklamieren lässt. Dieses Faktum wird ganz besonders deutlich beim Umgang mit jungen volljährigen Geflüchteten. Und dann noch nicht einmal gleichermaßen ungerecht für alle, sondern die regionalen Unterschiede sind so gewaltig, dass die einen den Anspruch sinnhaft und integrationswillig erfüllen und die anderen eben nicht. Leere Kassen und Haushaltssicherung als Argument anzuführen, ist selbst aus volkswirtschaftlicher Sicht kaum nachvollziehbar. Man fragt sich dann zu Recht, warum UMF jahrelang in Wohngruppen gefördert werden und dabei der Steuerzahler sechsstellige Summen aufbringt, um dann in Sammelunterkünfte ohne Perspektive zu kommen. Dies erscheint volkswirtschaftlich stupide und menschlich gemein.

Es darf keinen restriktiven Ordnungsvollzug geben, weil er weder human noch sinnvoll ist. Ein Einschränken von Bildungschancen besonders für die mit geringer Bleibeperspektive muss revidiert werden auf einem Arbeitsmarkt, der offene Stellen nicht besetzen kann. Gesuchte junge Menschen haben keine Jobchance, weil Ausländerämter und herrschende Gesetze die Aufnahme von Arbeit verhindern. Beispiele haben wir in den letzten Jahren leidvoll erfahren müssen. Statt kurzfristig Kosten zu sparen, muss Geld eingesetzt werden, um UMF zu qualifizieren. Zusätzlich sollten Programme und Hilfen gefördert werden, mit denen psychische Belastungen und Traumafolgestörungen behandelt und abgebaut werden können.

Abschließend ergeben sich an praktischen Realitäten aus der Erfahrung in der bisherigen Arbeit mit UMF,

- dass der entscheidende Faktor einer gelingenden Hilfe sich durch die Zuständigkeit des Jugendamtes manifestiert und dabei regional gravierende Differenzen zu erkennen sind
- dass fiskalische Motive der Hilfegewährung bzw. Verweigerung von Hilfen für junge Volljährige den Einsatz bisheriger personeller und sächlicher Mittel in der Jugendhilfe ad absurdum führen können
- dass der unterschiedliche Umgang der Kommunen mit dem Rechtsanspruch nach § 41 SGB VIII weder den jungen Menschen vermittelbar ist noch Gerechtigkeit erzeugt
- dass ein Verschieben auf andere Systeme (Nachrangigkeit) sich durch eine Netzwerkkooperation der beteiligten Akteure ersetzt
- dass unterschiedliche Wahrnehmungs- und Beurteilungsmuster im Umgang mit jungen volljährigen Flüchtlingen transparent und kritisch evaluiert werden und dass zur Verringerung von regionalen Disparitäten eine abgestimmte Forschungsstrategie und Unterstützung bei der Praxisentwicklung der Träger der öffentlichen und freien Jugendhilfe notwendig ist.

Literatur

Auswärtiges Amt. (2019). Afghanistan: Reisewarnung. https://www.auswaertiges-amt.de/de/aussenpolitik/laender/afghanistan-node/afghanistansicherheit/204692#content_0. Zugegriffen: 18. Jan. 2019.

Bauer, A., & Schreyer, F. (2016). Sinnvoll ist Unterstützung über Volljährigkeit hinaus. In Institut für Arbeitsmarkt- und Berufsforschung (Hrsg.), *IAB-Kurzbericht. Aktuelle Analysen aus dem Institut für Arbeitsmarkt- und Berufsforschung*, 13/2016, 1–8. http://doku.iab.de/kurzber/2016/kb1316.pdf. Zugegriffen: 18. Jan. 2019.

Bayrischer Landesjugendhilfeausschuss. (2018). Jugendpolitischer Zwischenruf zum Umgang mit jungen Geflüchteten. *Deutsche Jugend, 66*(2), 88.

Brinks, S., Dittmann, E., & Müller, H. (2017). *Handbuch unbegleitete minderjährige Flüchtlinge*. Frankfurt a. M.: IGfH-Eigenverlag.

Bundesrat. (2017). Bericht über die Lebenssituation junger Menschen und die Leistungen der Kinder- und Jugendhilfe in Deutschland. 15. Kinder- und Jugendbericht. Beschluss des Bundesrates Drucksache 115/17 vom 31. 03. 2017. https://www.bundesrat.de/SharedDocs/drucksachen/2017/0101-0200/115-17(B).pdf?__blob=publicationFile&v=5. Zugegriffen: 18. Jan. 2019.

Bundesweite Arbeitsgemeinschaft der psychosozialen Zentren für Flüchtlinge und Folteropfer (BAfF). (2017). Traumasensibler und empowernder Umgang mit Geflüchteten. Berlin http://www.baff-zentren.org/wp-content/uploads/2018/11/BAfF_Praxisleitfaden-Traumasensibler-Umgang-mit-Gefluechteten_2018.pdf. Zugegriffen: 18. Jan. 2019.

Das Jugendamt. (2016). Fachpolitische Informationen. *Unbegleitete minderjährige Flüchtlinge – Bedingungen für nachhaltige Integration schaffen, 9,* 426–428.

Deutscher Verein für öffentliche und private Fürsorge e. V. (2016). Empfehlungen des deutschen Vereins zur Förderung der Integration geflüchteter Menschen. https://www.deutscher-verein.de/de/uploads/empfehlungen-stellungnahmen/2016/dv-11-16_integration-gefluechteter.pdf. Zugegriffen: 18. Jan. 2019.

Internationale Gesellschaft für erzieherische Hilfen. (2018). Rückmeldung/Stellungnahme der Internationalen Gesellschaft für erzieherische Hilfen (IGfH) zur Abfrage des Bundesministeriums für Familie, Senioren, Frauen und Jugend zum Dritten Bericht der Bundesregierung zu dem „Gesetz zur Verbesserung der Unterbringung, Versorgung und Betreuung ausländischer Kinder und Jugendlicher". https://www.igfh.de/cms/sites/default/files/IGfH-umF-Stellungnahme_2018.pdf. Zugegriffen: 18. Jan. 2019.

Ministerium für Inneres und Kommunales des Landes Nordrhein-Westfalen, Ministerium für Familie, Kinder, Jugend, Kultur und Sport des Landes Nordrhein-Westfalen, Landesjugendamt Westfalen & Landesjugendamt Rheinland. (2017). Handreichung zum Umgang mit unbegleiteten minderjährigen Flüchtlingen in Nordrhein-Westfalen. https://www.mkffi.nrw/sites/default/files/asset/document/handreichung_2017.pdf. Zugegriffen: 18. Jan. 2019.

Nowacki, K., Remiorz, S., & Muss, H. (2018). Unbegleitete minderjährige Flüchtlinge in der stationären Kinder- und Jugendhilfe. *Unsere Jugend, 70,* 267–275.

Sievers, B., Thomas, S., & Zeller, M. (2015). *Jugendhilfe – und dann?* Frankfurt a. M.: IGfH-Eigendruck.

Statista. (2018). Durchschnittliches Alter beim Auszug aus dem Elternhaus in Ländern Europas 2017. https://de.statista.com/statistik/daten/studie/73631/umfrage/durchschnittliches-alter-beim-auszug-aus-dem-elternhaus/. Zugegriffen: 18. Jan. 2019.

Strahl, B., & Thomas, S. (2013). Care Leavers. *Unsere Jugend, 1,* 2–11.

Thomas, S. (2017). „Ich fand das schlimm, wo es darum ging, ob ich noch weiter Hilfe kriege oder nicht!" Unsichere Übergänge von Care Leavern aus stationären Erziehungshilfen in ein eigenverantwortliches Leben. *Unsere Jugend, 6,* 2–9.

Konzeption und Ergebnisse des Praxisforschungsprojekts HUMAN zur Erfassung der Situation unbegleiteter minderjähriger Geflüchteter in der Jugendhilfe

Katja Nowacki, Silke Remiorz und Layla Nyrabia

Zusammenfassung

In dem Praxisprojekt HUMAN (Heimat für unbegleitete minderjährige Flüchtlinge, Arbeit und Neuanfang) wurden junge Menschen mit Fluchtgeschichte zu ihrer Lebenssituation in Deutschland und speziell in der Unterbringung im Rahmen der stationären Kinder- und Jugendhilfe befragt. Es zeigte sich, dass ein Teil der geflüchteten Jugendlichen noch stark psychisch belastet war, aber die Betreuer*innen einen wichtigen Schutzfaktor darstellen können. Die Unterbringung in schnell geschaffenen sogenannten Übergangslösungen wurde teilweise sehr kritisch beurteilt, auch wenn das Bemühen um zeitnahe Versorgung als positiv eingestuft wurde. Die Fachkräfte der Kinder- und Jugendhilfe artikulierten einen Verbesserungsbedarf hinsichtlich Vernetzung und Versorgung, auch im Hinblick auf Traumafolgestörungen bei den

K. Nowacki (✉) · S. Remiorz · L. Nyrabia
Fachbereich Angewandte Sozialwissenschaften, Fachhochschule Dortmund, Dortmund, Deutschland
E-Mail: katja.nowacki@fh-dortmund.de

S. Remiorz
E-Mail: silke.remiorz@fh-dortmund.de

L. Nyrabia
E-Mail: layla.nyrabia@tu-dortmund.de

© Springer Fachmedien Wiesbaden GmbH, ein Teil von Springer Nature 2019
K. Nowacki und S. Remiorz (Hrsg.), *Junge Geflüchtete in der Jugendhilfe*, Edition Centaurus – Jugend, Migration und Diversity,
https://doi.org/10.1007/978-3-658-26777-3_5

Geflüchteten. Es wurde deutlich, dass hohe Anforderungen an die Träger der freien und öffentlichen Jugendhilfe bestehen, um die Versorgung und Förderung der jungen Menschen angemessen sicherzustellen.

5.1 Einleitung

Wie bereits beschrieben, sind in den Jahren 2015/2016 viele Menschen mit Fluchtgeschichte nach Deutschland gekommen, darunter auch ein hoher Anteil an unbegleiteten minderjährigen Geflüchteten (Tangermann und Hoffmeyer-Zlotnik 2018). Anlässlich der hohen Anzahl von unbegleiteten jungen Menschen auf der Flucht, die zum großen Teil in stationären Einrichtungen der Jugendhilfe untergebracht wurden (Gravelmann 2016), wurde das transdisziplinäre Praxisforschungsprojekt HUMAN (Heimat für unbegleitete minderjährige Flüchtlinge, Arbeit und Neuanfang) von der Kinder- und Jugendhilfe Flow Bottrop gGmbH in Kooperation mit der Fachhochschule Dortmund initiiert (s. auch Nowacki et al. 2018). Unterstützt wurde es außerdem von vier Jugendämtern des Ruhrgebietes. Zu Beginn des Forschungsprojektes wurde verbreitet der Begriff „Flüchtling" im Rahmen von unbegleiteten Minderjährigen verwendet (s. Kap. 4 in diesem Band), inzwischen wird der Begriff „Geflüchtete" bevorzugt (für eine ausführliche Diskussion s. Kap. 3 in diesem Band).

Aufgrund des transdisziplinären Ansatzes wurde die Projektkonzeption mit Vertreter*innen der Wissenschaft und der Praxis der Kinder- und Jugendhilfe gemeinsam in Workshops erarbeitet. Die Datenerhebung fand in den Jahren 2017/2018 statt. Die wesentlichen Ziele waren die Erfassung der Lebenssituation und der Perspektiven junger unbegleiteter Geflüchteter aus ihrer und ergänzend aus der Sicht von Fachkräften der Kinder- und Jugendhilfe. Die Ergebnisse sollen bei der Entwicklung von Standards für die Betreuung unter Berücksichtigung von ethnischen Besonderheiten und der Fluchtgeschichte helfen. Ziel dabei ist, das Gelingen der Integration von jungen Menschen mit Fluchtgeschichte in die Mehrheitsgesellschaft zu fördern.

Kern des Projektes sind Interviews mit jungen unbegleiteten Geflüchteten, die zu ihren Erfahrungen in der Aufnahme und der Unterbringung innerhalb verschiedener stationärer Gruppen der Kinder- und Jugendhilfe Flow gGmbH befragt wurden sowie zu ihren persönlichen Zielen und Wünschen. Die

Erhebung fand im ersten Jahr ihrer Unterbringung statt und bei einem Teil der jungen Menschen, die zu dem Zeitpunkt noch von derselben Jugendhilfeeinrichtung betreut wurden, durchschnittlich neun Monate später erneut. Ein interessanter Aspekt der Erhebung war die Beziehung der jungen Menschen zu den Betreuungspersonen innerhalb der stationären Jugendhilfe, die als ein wichtiger Schutzfaktor in der Betreuung durch Fachkräfte der Sozialen Arbeit gilt (Gahleitner 2017). Außerdem wurden psychische Belastungsfaktoren aufgrund der Fluchtgeschichte und traumatischen Erfahrungen vor, während und nach der Flucht erfasst, deren Berücksichtigung für das Betreuungssetting ebenfalls relevant ist (Rassenhofer et al. 2016). Mit dem Projekt, das auf freiwilliger und anonymer Teilnahme basierte, sollte die Partizipation der jungen Menschen gefördert werden (s. auch Kap. 4 in diesem Band). Vor der Datenerhebung wurden zwei Informationsveranstaltungen mit ihnen durchgeführt, in denen die Ziele des Projektes vorgestellt wurden und in Kleingruppen mit wissenschaftlichen Mitarbeitenden (mit Kenntnissen der arabischen, persischen, französischen und englischen Sprache und teilweise eigenem Fluchthintergrund) über diese und mögliche Veränderungen in der Durchführung diskutiert wurde.

Zusätzlich zu den jungen Menschen wurden Fachkräfte von freien und öffentlichen Trägern der Kinder- und Jugendhilfe zu ihren Erfahrungen mit der Betreuung und Unterbringung von jungen Menschen mit Fluchtgeschichte befragt. Während der Initiierung des Projektes wurden bereits einzelne Schwierigkeiten, aber auch positive Erfahrungen mit der 2015/2016 plötzlich großen Anzahl von unbegleiteten minderjährigen Geflüchteten geäußert, weshalb eine systematische Erfassung gerade im Hinblick auf Verbesserungsmöglichkeiten sinnvoll erschien.

5.2   Methoden und Ergebnisse der Befragung junger unbegleiteter Geflüchteter

Im Folgenden werden wesentliche Ergebnisse der Befragung der jungen Menschen mit Fluchtgeschichte dargestellt. Dabei wird auf persönliche Aspekte wie eine hohe psychische Belastung, aber auch auf die Bedeutung von persönlichen Beziehungen im Hilfesetting eingegangen. Konkrete Vorschläge der jungen Menschen zur Verbesserung der Situation, insbesondere in der Unterbringung im stationären Setting, werden außerdem diskutiert.

5.2.1 Stichprobe der jungen unbegleiteten Geflüchteten

Insgesamt wurden zum ersten Messzeitpunkt n = 44 männliche Jugendliche, die ohne familiäre Begleitung nach Deutschland geflüchtet sind, im Alter von durchschnittlich 17,05 Jahren (SD 0,714; Min 15 Max 18) zwischen Herbst 2016 und Frühjahr 2017 interviewt. Zu dem Zeitpunkt waren sie im Durchschnitt 9,45 Monate (SD 4,27; Min 0 Max 21) in verschiedenen Gruppen der Jugendhilfeeinrichtung in unterschiedlichen Städten untergebracht. Mit n = 16 Jugendlichen bzw. jungen Heranwachsenden, die zu dem Zeitpunkt noch in Kontakt mit der Einrichtung standen, wurde durchschnittlich 9,5 Monate später das Interview wiederholt (Messzeitpunkt 2). Acht UMF lebten zu dem Zeitpunkt noch in der bisherigen Wohngruppe und acht weitere in Trainingswohnungen mit ambulanter Betreuung durch die Kinder- und Jugendhilfe Flow (s. auch Kap. 6 in diesem Band).

5.2.2 Instrumente zur Befragung der jungen unbegleiteten Geflüchteten

Das zentrale Erhebungsinstrument ist ein **halbstandardisiertes problemzentriertes Interview** (Witzel und Reiter 2012). Die Auswertung der Interviews erfolgte mit Hilfe der Inhaltsanalyse nach Mayring (2015), die durch die Verwendung des Programms MAXQDA 2018 (VERBI Software 2017) unterstützt wurde. In der vorliegenden Studie wurden sowohl deduktive als auch induktive Kategorien zur inhaltsanalytischen Auswertung am Datenmaterial gebildet. In der deduktiven Kategorienbildung wurden bestehende theoretische Vorannahmen zugrunde gelegt. In diesem Fall handelt es sich um die Cluster „Herkunftsländer und Fluchtgründe" sowie „psychische Belastung". Diese beziehen sich beispielsweise auf Ausführungen von Gilliéron und Jurt (2017) oder Herrmann et al. (2018), welche bereits herausgestellt haben, aus welchen Herkunftsländern die Geflüchteten stammen, welche Fluchtgründe vorliegen und dass damit psychische Belastungen verbunden sind. Außerdem wurde die Kategorie „Beziehung zu den Betreuungspersonen" deduktiv hergeleitet, da dies, wie oben beschrieben, als ein wichtiger Wirkfaktor in der Sozialen Arbeit angenommen wird. Die induktive Kategorienbildung leitete sich direkt am vorliegenden Datenmaterial ab und bezog sich auf keine vorherigen theoretischen Annahmen. Als induktive Kategorien wurden die Cluster „hilfreiche und schwierige Faktoren" im Hinblick auf das Leben in Deutschland und für die Unterbringung in der stationären Jugendhilfe gebildet.

Der **Leitfaden** für den ersten Messzeitpunkt enthält offene Fragen zu den Themenkomplexen Erfahrungen in und mit der Jugendhilfeeinrichtung, Zufriedenheit mit der Betreuung durch die Fachkräfte der Jugendhilfe sowie zum Themenkomplex der Integration und zu einem persönlichen Ausblick der befragten Proband*innen bzgl. ihrer Wünsche und Ziele.

Zum zweiten Messzeitpunkt wurde eine verkürzte Version des Interviewleitfadens verwendet und um Fragen insbesondere zu den Veränderungen zur ersten Erhebung ergänzt. Außerdem wurden zum ersten Messzeitpunkt sozialanamnestische Daten erhoben zum Alter, dem Zeitpunkt der Aufnahme in die aktuelle Jugendhilfeeinrichtung, dem Herkunftsland, der Familie und den Gründen für die Flucht.

Zusätzlich zu den qualitativ ausgerichteten Forschungsmethoden wurden verschiedene Fragenbögen zur Erhebung quantitativer Daten eingesetzt, um eine Vergleichbarkeit mit anderen Forschungsergebnissen zu ermöglichen. Die qualitativen und quantitativen Daten wurden in Beziehung gesetzt (Mixed-Method-Design).

Die verwendeten Fragebögen werden im Folgenden kurz beschrieben und mit Beispielaussagen bzw. -fragen illustriert:

- **The Adaptation and Attitude Questionnaire (A&A)** (23 Items) (Bean 2006). Dieser dient zur Erfassung der Anpassung junger Geflüchteter an das Leben im aufnehmenden Land sowie deren Einstellung bzgl. ihrer neuen Lebenssituation (die Ergebnisse dieses Fragebogens werden ausführlich in Kap. 6 in diesem Band dargestellt). Er wurde von der Arbeitsgruppe an der Fachhochschule Dortmund vom Englischen ins Arabische, Deutsche, Französische und Persische übersetzt. Beispielaussagen, zu denen Stellung genommen werden soll, lauten:
  - *Ich möchte lernen, Deutsch zu sprechen.*
  - *Ich fühle mich an meinem Wohnort sicher (in dem Haus, in dem ich lebe, in der aktuellen Jugendhilfeeinrichtung).*
  - *Ich möchte in Deutschland arbeiten.*
- **Reactions of Adolescents to Traumatic Stress (RATS)** (22 Items) (Bean 2006). Dieser Fragebogen wird zur Erfassung von psychischer Belastung aufgrund von erlebten Traumata bei jungen Menschen verwendet. Er wurde ebenfalls von der Arbeitsgruppe an der Fachhochschule Dortmund vom Englischen ins Arabische, Deutsche, Französische und Persische übersetzt. Dem Fragebogen liegen drei Skalen zugrunde: Wiedererleben („Intrusion"), Vermeidung („Avoidance") und Übererregbarkeit („Hyperarousal"). Beispielaussagen, zu denen Stellung genommen werden soll, lauten:

- *Ich denke oft an das Ereignis/die Ereignisse, selbst wenn ich das nicht möchte. (z. B. erscheinen Bilder des Ereignisses plötzlich in Deinem Kopf).*
- *Ich versuche, nicht an das Ereignis/die Ereignisse zu denken oder darüber zu reden.*
- *Ich schrecke leicht auf, wenn ich ein lautes Geräusch höre oder mich etwas überrascht.*

- **Stressful Life Events** (SLE) (12 Items) (Bean 2006). Mit diesem Fragebogen werden sehr belastende Lebensereignisse erfasst. Er wurde ebenfalls von der Arbeitsgruppe an der Fachhochschule Dortmund vom Englischen ins Arabische, Deutsche, Französische und Persische übersetzt. Beispielaussagen, zu denen Stellung genommen werden soll, lauten:
  - *Hast Du jemals einen Krieg oder einen bewaffneten Konflikt in Deinem Heimatland miterlebt?*
  - *Hast Du jemals andere Lebensereignisse durchlebt, bei denen Du das Gefühl hattest, in großer Gefahr zu sein?*

- **Interpersonelle Vertrauensskala (IVS) (20 Items)** (Buck und Bierhoff 1986). Die Skala dient zur Erfassung des Vertrauens zu einer spezifischen Person (N. N.) und wurde von der Arbeitsgruppe an der Fachhochschule Dortmund vom Deutschen ins Arabische, Englische, Französische und Persische übersetzt. Im Interview wurden die Jugendlichen jeweils gefragt, welche Betreuungsperson für sie eine spezifische Bedeutung habe. Dies war häufig die/der Bezugserzieher*in, es konnten aber auch andere Gruppenbetreuer*innen sein, wenn diese von dem Interviewten als bedeutsamer eingestuft wurde. Beispielaussagen, zu denen Stellung genommen werden soll, lauten:
  - *Wenn ich verletzt würde, könnte ich mich auf N. N. verlassen, das Richtige für mich zu tun.*
  - *Wenn N. N. sich bereit erklärt hätte, mein Haustier zu versorgen, während ich weg bin, bräuchte ich mich nicht über die Art der Pflege zu beunruhigen.*
  - *Wenn N. N. versprechen würde, mir einen Gefallen zu tun, würde er/sie es auch halten.*

Zusätzlich zur Interpersonellen Vertrauensskala wurde eine elfstufige Likert-Skala (0–10) zu der Frage: „Wie zufrieden bist Du hier in der Gruppe in Bezug auf die Betreuer*innen?" vorgelegt. Auch hier wurde wieder nach der für den Jugendlichen bedeutsamsten Betreuungsperson in der Wohngruppe gefragt. Zur

Verdeutlichung wurde die Ziffer „1" (sehr unzufrieden) mit einem traurigen Smiley und die „10" (sehr zufrieden) mit einem lachenden Smiley illustriert.

5.2.3 Ergebnisse der Befragung der jungen unbegleiteten Geflüchteten

Im Folgenden werden wesentliche Ergebnisse der Untersuchung dargestellt, insbesondere hinsichtlich der Herkunft und der Fluchtgründe sowie die aktuelle Reaktion auf traumatische Erfahrungen einerseits und bezogen auf das Setting in der Jugendhilfe mit einem Schwerpunkt auf der Beziehungsgestaltung andererseits. Die Ergebnisse zu Fragen der Integration und Bildungsaffinität werden in Kap. 6 in diesem Band beschrieben. Ergebnisse einer Teilstichprobe, insbesondere zu Fragen der Perspektivplanung nach dem achtzehnten Lebensjahr, sind bereits in Nowacki et al. (2018) publiziert.

5.2.4 Herkunftsländer und Fluchtgründe

Die befragten Jugendlichen (s. auch Abb. 5.1) kamen zu einem großen Teil aus Afghanistan (64 %), gefolgt von Syrien (16 %) und weiteren verschiedenen afrikanischen Ländern (20 %). Diese Verteilung entspricht anteilig den Gesamtzahlen der von der Kinder- und Jugendhilfe Flow betreuten unbegleiteten minderjährigen Geflüchteten (s. Kap. 3 in diesem Band; hier stammen von den insgesamt n = 166 betreuten Jugendlichen 62 % aus Afghanistan und Iran/Irak, 18,5 % aus Syrien, 14,5 % aus anderen afrikanischen Ländern und 4 % aus verschiedenen weiteren Ländern, z. B. dem Kosovo. Dies entspricht auch in etwa der Verteilung von Herkunftsländern in anderen Studien (s. z. B. Herrmann et al. 2018).

Als Fluchtgründe gaben von den 44 befragten Jugendlichen 45 % an, aufgrund kriegerischer Auseinandersetzungen geflohen zu sein, 23 % berichteten von Unterdrückung und Perspektivlosigkeit, 5 % gaben an, im Herkunftsland verfolgt worden zu sein, und 27 % machten keine Angaben. Beispielhaft berichtet ein junger Mann:

> „Die Situation in Afghanistan ist nicht gut. Dort gibt es immer Krieg. Seit fünfzig Jahren herrscht der Krieg in Afghanistan. Es gibt immer noch Taliban, die haben meinen Nachbarn in Afghanistan ermordet. Mein Cousin wurde auch von Taliban umgebracht. Deswegen sind wir geflüchtet. Ich bin hierhergekommen und meine Brüder sind nach Iran gegangen."

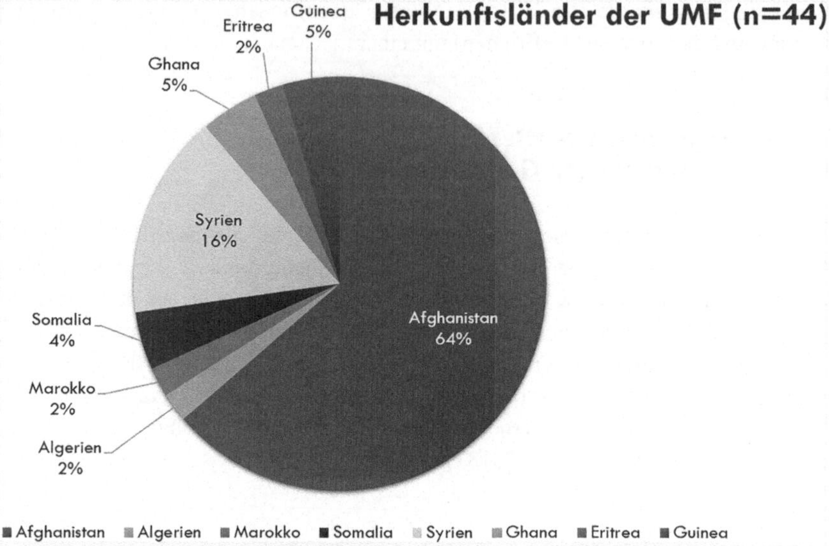

Abb. 5.1 Verteilung der Herkunftsländer der befragten jungen Menschen mit Flucht-geschichte aus der Stichprobe HUMAN (n=44); Anm.: die Geflüchteten aus Irak/Iran wurden Afghanistan zugerechnet, da die jungen Menschen ursprünglich dort herstammten. (Quelle: Autor*innen ©)

5.2.5 Psychische Belastung

Die aktuelle psychische Belastung der unbegleiteten minderjährigen Geflüchteten wurde mit Hilfe des Fragebogens zur Erfassung der Reaktionen auf traumati-schen Stress an den beiden Messzeitpunkten erfasst (Reactions of Adolescents to Traumatic Stress, RATS; Bean 2006). Die interne Konsistenz der Skalen war zufriedenstellend (Cronbachs Alpha). Beim ersten Messzeitpunkt lagen die Daten von $n = 42$ und zum zweiten Messzeitpunkt noch von $n = 16$ jungen männ-lichen Geflüchteten zugrunde. Im Mittel lag der Wert zum ersten Messzeitpunkt bei Wiedererleben („Intrusion") bei 13,52 (SD = 4,54), bei Vermeidung („Avoi-dance") bei 17,5 (SD = 4,45) und bei Übererregbarkeit („Hyperarousal") bei 12,48 (SD = 3,97). Es konnten keine Veränderungen auf den drei Skalen vom ers-ten zum zweiten Messzeitpunkt festgestellt werden (s. auch Abb. 5.2).

Im Vergleich zu niederländischen Stichproben von Bean (2006) lagen die geflüchteten Jugendlichen unserer Stichprobe im Mittel (M = 44,59; SD = 10,32) in der Belastung unterhalb einer Gruppe von unbegleiteten Minderjährigen aus

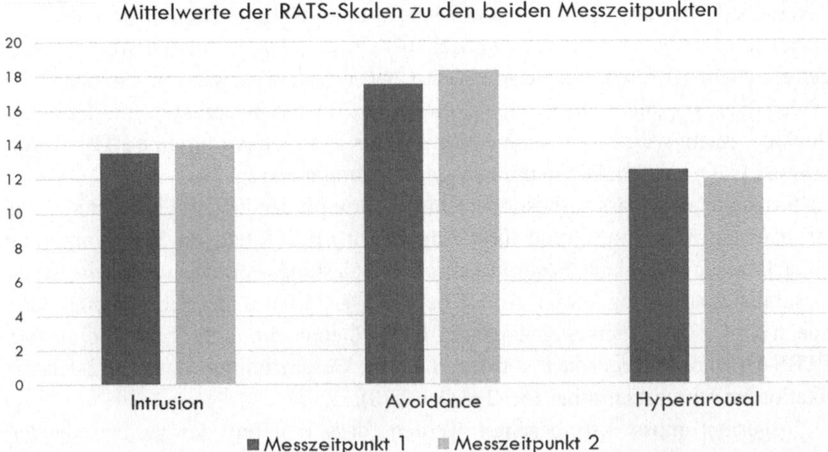

Abb. 5.2 Ausprägung der psychischen Belastung auf den drei Skalen Wiedererleben („Intrusion"), Vermeidung („Avoidance") und Übererregbarkeit („Hyperarousal") zum ersten (n = 42) und zweiten Messzeitpunkt (n = 16). (Quelle: Autor*innen ©)

den Niederlanden (n = 934; M = 49,09; SD = 11,57) (t = 2,53; df 976, p < ,011*), aber deutlich höher als eine Gruppe von Migrant*innen, die auch erwachsene und begleitete minderjährige Geflüchtete umfasst (n = 868; M = 37,59; SD = 10,8) (t = 4,20; df 910, p < ,000**).

Im Folgenden wurden die Werte für die Belastung hinsichtlich der Ausprägung und Manifestation einer Posttraumatischen Belastungsstörung (PTBS) ausgewertet. Die hier vorgestellte Vorgehensweise orientiert sich an Bean (2006), die durch die kombinierte Verwendung der RATS- und SLE-Fragebögen die Klassifikation einer wahrscheinlichen PTBS-Diagnose nach dem DSM-IV (Diagnostic and Statistical Manual of Mental Disorders, DSM-IV) ermöglicht. Um diese Klassifikation zu erhalten, muss eine bestimmte Zusammensetzung der Items aus den beiden Fragebögen aufgetreten sein. Diese besteht aus mindestens einem Item des SLE-Fragebogens sowie mindestens einem Item aus der Intrusions-Subskala (Wiedererleben), drei Items aus der Avoidance-Subskala (Vermeidung) und zwei Items aus der Hyperarousal-Subskala (Übererregbarkeit) des RATS-Fragebogens. Das setzt allerdings voraus, dass die jeweiligen Items dichotom sind und somit als „aufgetreten" bzw. „nicht aufgetreten" gewertet werden können. Dies gilt bereits für die Items aus dem SLE-Fragebogen, da sie als Antwortmöglichkeiten „Ja" (1) für aufgetretene und „Nein" (0) für nicht aufgetretene traumatische Lebensereignisse haben. Da die RATS-Items jeweils aus einer vierstufigen

Likert-Skala bestehen, müssen diese hingegen zunächst dichotomisiert werden. Dabei werden die Antworten „sehr viel" (4) sowie „viel" (3) in den Wert 1 („aufgetreten") eingeordnet und die Antworten „gar nicht" (1) sowie „ein bisschen" (2) in den Wert 0 („nicht aufgetreten") umkodiert. Insgesamt müssen mindestens 7 Punkte erreicht werden, um eine erhöhte Wahrscheinlichkeit für eine PTBS-Diagnose zu klassifizieren. Die maximale Gesamtsumme beträgt 34.

Es zeigte sich, dass insbesondere in der Gruppe der jungen Geflüchteten aus Afghanistan 34,6 % aufgrund ihrer Angaben im RATS und im SLE Symptome einer klinisch relevanten Posttraumatischen Belastungsstörung aufweisen. In der Gesamtstichprobe lag dieser Anteil bei 29,5 % (13 aus der Gesamtstichprobe von $n = 44$). Unter denjenigen jungen Geflüchteten, die einer wahrscheinlichen PTBS-Diagnose zugeordnet wurden, lag die Gesamtsumme der PTBS-Klassifikation im Durchschnitt bei 18,92 ($SD = 2{,}78$).

Insgesamt muss also beachtet werden, dass ein Teil der zu betreuenden geflüchteten Jugendlichen, in dieser Stichprobe waren es um die 30 %, Traumafolgestörungen aufweist, bei denen eine Behandlungsbedürftigkeit abgeklärt werden muss.

5.2.6 Hilfreiche und schwierige Faktoren aus Sicht der Jugendlichen

Im Folgenden werden die auf der Grundlage der Interviews erstellten induktiven Kategorien erläutert, die hilfreiche und schwierige Faktoren aus Sicht der jungen Geflüchteten zusammenfassen. Konkret sind dies beispielsweise Diskriminierungserfahrungen sowie Verbesserungsvorschläge für die Unterbringung und Betreuung, die sich aus den Beschreibungen der Jugendlichen ihres aktuellen Lebens in Deutschland ableiten lassen. Die deduktiv erstellte Kategorie, die Einschätzung der Beziehung zu der jeweils bedeutsamsten Betreuungsperson in der Jugendhilfe, wird zu Beginn erläutert.

5.3 Beziehung zu den Betreuungspersonen

Die Zufriedenheit mit den Betreuungspersonen innerhalb der Jugendhilfeeinrichtung beschrieben die jungen unbegleiteten Geflüchteten im Mittel mit 8,71 ($SD = 2{,}01$) auf der Skala von 1 bis 10. Mit 61 % gab ein Großteil der Befragten die Zufriedenheit auf der höchsten Stufe an. Um hier reine soziale Erwünschtheit auszuschließen, wurden zusätzlich zu den Angaben auf der Skala die

Interviews zum ersten Messzeitpunkt mit den n = 44 UMF hinsichtlich negativer Äußerungen über die Betreuungspersonen der Gruppe überprüft. Wie in Abb. 5.3 zu erkennen ist, nannten 4 der 23 Befragten, die ihre Zufriedenheit mit 10 („sehr zufrieden") angaben, allerdings auch negative Aspekte in den Interviews. Der größere Teil der negativen Äußerungen wurde allerdings in den Interviews von den UMF gefunden, die ihre Zufriedenheit auf der Skala mit einem Wert unter 6 angaben. Eine konkrete negative Äußerung bezieht sich auf empfundene Ungleichbehandlung zwischen verschiedenen Bewohner*innen und das Gefühl, nicht genügend angenommen zu werden:

> „… Ich hatte ein Problem mit meinem Auge, eins ist geschwollen, ich habe gesagt, ich muss zum Arzt gehen, die haben gar nichts gemacht, aber für einen anderen Jungen, haben ihn sofort zum Arzt geschickt. Nach sechs Tagen hat mein Auge sich verbessert, da kam die Praktikantin und fragte, ob ich zum Arzt gehen möchte, ich habe gesagt, wofür jetzt, es ist jetzt besser geworden. Das ist nicht nur ein Gefühl, ich weiß es, und ich bin mir sicher, die mögen mich nicht."

Die Anzahl der positiven Äußerungen über die Betreuer*innen, wie exemplarisch das nächste Beispiel, war deutlich höher:

> „Weil er (der Betreuer; Anm. der Autorinnen) sich immer gut um mich kümmert. Er fragt immer, wie es mir geht und ob ich irgendwelche Probleme habe."

Sie beschreiben in der Mehrzahl der Fälle den Kontakt zu ihren Betreuer*innen in der Gruppe als positiv und hilfreich. So haben die befragten Jugendlichen das Gefühl, dass ihnen geholfen wird und sie stets eine*n Ansprechpartner*in in den konkreten (Bezugs-)betreuer*innen haben. Die befragten Jugendlichen, die zu dem Zeitpunkt nicht mehr in den Wohngruppen lebten, gaben an, diese noch regelmäßig als Anlaufstelle zu nutzen.

> „Immer mit einer Frage, also ich komm immer mit einer Frage zur Wohngruppe, aber meistens habe ich Hausaufgaben auf, die ich nicht verstehe, dann geh ich einfach in die Gruppe und wir machen das zusammen."

Zur Erfassung der Qualität der Beziehung zu den Betreuer*innen wurde ebenfalls die Interpersonelle Vertrauensskala (IVS; Buck und Bierhoff 1986) verwendet. Hier zeigte sich, analog zu einer Befragung von heimischen Jugendlichen in der stationären Jugendhilfe (Remiorz und Nowacki 2018), dass das Vertrauen zu den Betreuungspersonen vergleichbar hoch ist. Im Mittel gaben die unbegleiteten Minderjährigen (n = 44) zusammengefasst auf den Skalen Verlässlichkeit und

K. Nowacki et al.

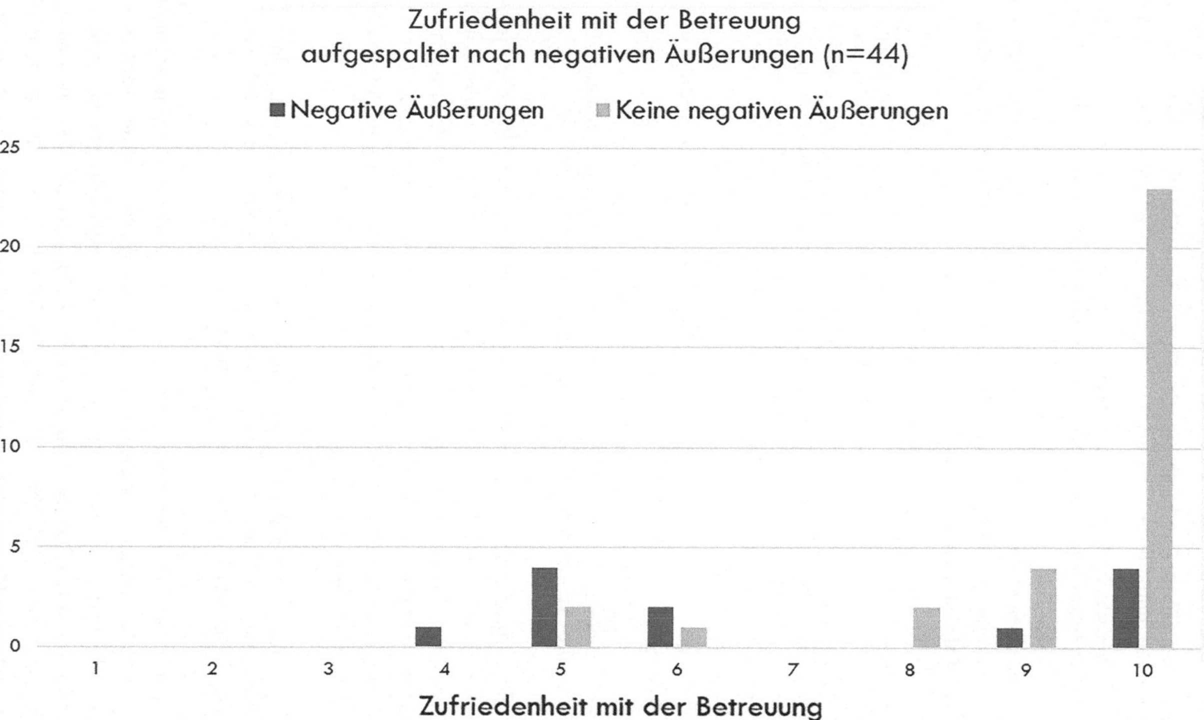

Abb. 5.3 Vorhandene und fehlende negative Äußerungen über die Betreuung in den qualitativen Interviews verglichen mit der globalen Zufriedenheitsäußerung auf einer Skala von 1–10. (Quelle: Autor*innen ©)

Vertrauenswürdigkeit (1–9) eine 8,05 an (SD = 1,12). Die heimischen Jugendlichen in stationärer Heimerziehung gaben im Mittel eine 7,54 an (SD = 1,46). Der Unterschied zwischen den Gruppen ist nicht signifikant.

Auch hier gibt es Hinweise, dass die Jugendlichen die Wohngruppe als familienähnliches Setting ansehen (s. auch Remiorz und Nowacki 2018). Das folgende Beispiel untermauert diesen Eindruck:

> „… die Betreuer sind wie meine Familie … also zum Beispiel, wenn ich ein privates Problem habe, dann kann ich zu jemandem erzählen. Dann gibt mir die Hoffnung, oder gehen wir draußen.“

Insgesamt zeigt sich eine hohe Zufriedenheit mit und ein hohes Vertrauen zu den Betreuungspersonen. Allerdings gab es vereinzelt Jugendliche, die sich nicht angenommen fühlten und starke Kritik hinsichtlich einer gefühlten Ungleichbehandlung äußerten. Die Bedeutsamkeit weiterer Bezugspersonen außerhalb der Betreuungseinrichtung wird in Kap. 6 in diesem Band näher erläutert.

5.3.1 Aktuelles Leben in Deutschland und Diskriminierungserfahrungen

Insgesamt betonten die befragten Jugendlichen eine hohe Bereitschaft, sich zu integrieren, die deutsche Gesellschaft kennenzulernen und sich in dieser zurechtzufinden (s. auch Kap. 6 in diesem Band).

> „Zum Beispiel gibt es hier in Deutschland andere Feste und religiöse Traditionen, die mir fremd sind. Und ich kenn mich damit noch nicht gut aus.“

Überwiegend betonten sie, dass ihnen die meisten Menschen in Deutschland eher offen entgegentreten würden, aber es auch immer wieder zu Begegnungen käme, die auf eine feindliche Haltung schließen lassen.

> „Ich kann nicht sagen, alle sind 100 Prozent nett, meistens sind die Leute nett, aber einmal bin ich über die Straße gelaufen und wollte Fußball spielen, da kam ein Jogger auf mich zu und sagte: ‚You are from the jungle, go back to the jungle.‘“

5.3.2 Vorschläge für die Betreuung aus Sicht der Jugendlichen

Die unbegleitet geflüchteten Jugendlichen stellen heraus, dass zu Beginn die **Basisversorgung** bzgl. Unterkunft, Essensversorgung aber auch ggf. Vermittlung zu Ärzt*innen oder Rechtsanwält*innen etc. gewährleistet sein muss.

> „Sie haben mich mitgenommen und haben mir ein Haus besorgt mit den Leuten und sie haben mir einen Schulplatz besorgt."

> „Dass die uns unterstützen. Dass die uns schon immer geholfen haben. Dass die uns Geld geben für Essen und alles. Wann immer wir einen Termin haben beim Arzt oder so, irgendwie machen die das immer aus."

Ein Interviewter berichtet über die Situation bei der Aufnahme:

> „Unser Essen war rechtzeitig fertig. Wir konnten essen. Wir hatten guten Schlafplatz und konnten wir gut essen. Und alles war in Ordnung. Deutschkurse konnte ich auch besuchen."

Einige Jugendliche schlagen in den Interviews **Peer-Mentorenschaften,** zusätzlich zum Bezugsbetreuungssystem, vor:

> „Das ist besser, wenn eine Jungs kommt in meine Wohngruppe, zuerst erzählen von diese Jungs, was darf der, was darf diese Jungs, was kann machen, was kann nicht machen. Was darf Betreuer machen, welche dürfen Betreuer, welche Arbeiten machen … Ich komme neu aus meinem Land … erzähl mir, was ist das hier. Warum das Betreuer hier sind. Was machen wir. Das alles erzählen, das besser."

Negativ konnotiert wurde, insbesondere in den als Übergangslösungen aufgrund mangelnder Heimplätze innerhalb kürzester Zeit geschaffenen Wohngruppen, das Leben auf engstem Raum mit verschiedenen ethnischen Gruppen mit relativ wenig **Basisausstattung.**

> „… aber auch die Situation mit den Duschen. Eine Dusche für acht Jugendliche. Viel zu wenig, alles dreckig … Problem war viele Jungs, aus verschiedenen Ländern, viele verschiedene Kulturen, viele Kämpfe … alles sehr chaotisch."

> „Jetzt nur eine Sache, die finde ich nicht gut, weil wir brauchen WLAN, ich habe viele Aufgaben in der Schule bekommen und das Internet ist schlecht hier, deswegen können wir manchmal nicht so gut lernen."

„Hier ist nicht gut, dass es keine Spielzeuge gibt. So wie ein Kicker oder so. So können wir keinen Spaß haben. Vielleicht mehr Spielzeuge kaufen."

In anderen Interviews wurde dagegen positiv hervorgehoben, dass verschiedene Aktivitäten angeboten wurden.

„Etwas Gutes, also, als wir hier zu FLOW kamen, hatten wir nichts, so ein Monat, zwei Monate, es gab keine Schule. Sie haben mich zum Schwimmen gebracht, wir hatten Spaß, sie haben uns zur Kirmes gebracht, sie haben uns die Stadt gezeigt."

Auch die Anbindung an Sportvereine und teilweise die Ausrichtung eigener Fußballturniere im Stadtteil wurden als hilfreich empfunden.

Ein weiterer wichtiger Punkt, der von den Jugendlichen häufig angesprochen wird, waren besonders zu Beginn die **Sprach- und Verständigungsschwierigkeiten.**

„Also, am Anfang hatten wir keinen Dolmetscher oder eine Person, die uns versteht, sodass unsere Probleme oder Meinung übersetzt werden konnte. Wir konnten am Anfang nicht unsere Probleme nennen, erst nach ein, zwei Wochen war es möglich, sich zu verständigen."

5.4 Methoden und Ergebnisse der Befragung von Fachkräften

Zusätzlich zu den unbegleiteten minderjährigen Geflüchteten wurde auch die Sicht von Fachkräften von öffentlichen und freien Trägern der Kinder- und Jugendhilfe erfasst.

5.4.1 Stichprobe und Instrumente der Befragung von Fachkräften

Die vorliegende Stichprobe umfasste 15 Expert*innen aus dem Raum Ruhrgebiet und dem Sauerland, die sowohl bei kommunalen Jugendämtern beschäftigt waren (im Allgemeinen Sozialdienst und in der Vormundschaft) als auch bei freien Trägern in der Betreuung von UMF (stationär und ambulant).

5.4.2 Ergebnisse der Befragung von Fachkräften

Wie die Ergebnisse der qualitativen Befragung der unbegleiteten minderjährigen Geflüchteten wurden auch die vorliegenden Daten der Fachkräfte anhand der Inhaltsanalyse nach Mayring (2015) ausgewertet. Die induktiv gebildeten Kategorien lauten: Herausforderungen und Erfahrungen, Kinder- und Jugendhilfe mit UMF und Handlungsbedarf.

5.4.3 Herausforderungen und Erfahrungen

Die Fachkräfte nannten insgesamt die hohe zu bewältigende Anzahl von unbegleiteten minderjährigen Geflüchteten innerhalb der Jahre 2015/2016 als maximale Herausforderung, auf die viele Städte nicht ausreichend vorbereitet waren.

> „Und hier in (Name der Stadt) hat man die Augen verschlossen tatsächlich. Man hat vorher einfach gesagt, das wird an uns vorbeigehen. Da hatten wir plötzlich die Situation, dann wurde es recht verrückt und es waren ganz viele, die hier ankamen. Ja, wir hatten dann innerhalb kürzester Zeit 35 ungefähr zu versorgen und es gab hier überhaupt keine Freistruktur für. Es wurden also von (Name der Einrichtung), ich glaub, irgendwie zehn bis zwanzig Plätze geschaffen, aber auch andere Träger haben dann so Notgruppen quasi ins Leben gerufen, und ja, die wurden leider erstmal so als eine Art Ware behandelt. Ich hab wirklich nur angefragt, ob sich jemand kümmern kann (ohne genauere Prüfung; Anm. der Autorinnen)."

Damit verbunden wurde eine Gewährleistung des Kindeswohls und Kinderschutzes als schwierig eingestuft, wobei sich dies auch auf die Kinder bezog, die mit Familienangehörigen nach Deutschland gekommen waren.

> „Also, Thema Kindesschutz in Übergangsunterkünften. Kriterien, Kataloge, die man natürlich so auch nicht anwenden kann, wie wir sie normal aktuell in der Jugendhilfe nach § 8a anwenden. Dann müsste man eigentlich sämtliche Kinder entnehmen aus den Unterkünften. Das, würde ich sagen, ist das ganz, ganz große Problem."

Außerdem nannten die Expert*innen insbesondere auch den Aspekt des schwierigen Umgangs mit „Inaugenscheinnahmen" bzgl. der Altersfeststellung der Jugendlichen und eine hohe Ungewissheit in Bezug auf die Zuständigkeiten der verschiedenen Akteur*innen. Eine Vernetzung der verschiedenen Fachstellen konnte erst nach und nach aufgebaut bzw. verstärkt werden (s. auch unten).

5.4.4 Kinder- und Jugendhilfe mit unbegleiteten minderjährigen Geflüchteten

In der Arbeit mit den jungen Menschen mit Fluchtgeschichte stellten die Expert*innen heraus, dass insbesondere rechtliche Aspekte, wie die Gewährung von *„Hilfen für junge Volljährige"* gemäß § 41 SGB VIII im Vordergrund stehe.

> „Man muss gut begründen und es muss alles defizitär sein und was weiß ich was alles da. Gut, aber aktuell haben wir eine klare Rechtslage, und wenn man sich ein bisschen im SGB VIII auskennt und weiß, wie man auch Hilfeplan steuert, dann haben wir bis jetzt tatsächlich noch keinen Fall gehabt, wo wir nicht selber der Überzeugung waren, dass ein ‚41er' nicht notwendig ist, die in irgendeiner Weise beendet worden ist."

Bzgl. der Perspektivplanung für die jungen Geflüchteten wurde auch die Unterschiedlichkeit der Handhabung in den Kommunen herausgestellt.

> „Aber die Herausforderung war, bei jedem neu anzufangen und sich durch Neues zu wühlen und wirklich jedes Mal andere Aussagen zu kriegen, und das war einfach nicht so ein Schema F fahren zu können. […] und dem erklären zu können, warum darf er und du nicht und warum kriegt der in der anderen Stadt eine Wohnung mit 16, und du bist jetzt in Stadt Z hast und kriegst erstmal keine. Das waren die Hauptprobleme."

Außerdem beschrieben einige der befragten Expert*innen, dass es aus ihrer Sicht einen hohen Handlungsbedarf in der psychologischen Versorgung der UMF gebe.

> „Und was das A und O ist, und wo wir wirklich auch einfach extrem an unsere Grenzen geraten, inzwischen ist es wirklich so, dass die Jungs sich, ja, psychologische oder therapeutische Unterstützung wünschen. Und das ist einfach oft nicht machbar."

Die Jugendlichen zeigten teilweise Verhaltensweisen, die auf Traumata zurückzuführen seien, so die interviewten Fachkräfte. Sie zeigten u. U. Schlafstörungen und könnten z. B. im Dunkeln nicht einschlafen oder hätten Angst, in zu großen Räumen zu schlafen. Demgegenüber gebe es wenig psychotherapeutische Versorgungsstrukturen, insbesondere wenn auch noch Sprachbarrieren vorhanden seien. Durch die teilweise vorhandene Residenzpflicht konnten auch Angebote aus Nachbarstädten nicht immer genutzt werden bzw. bei unklarem Aufenthaltsstatus zahlten die Krankenkassen eine solche Therapie nicht.

„Ja gut, man richtet sich hier natürlich hinsichtlich der Finanzierung an Kranken-kassenrichtlinien. Also zugelassene Therapeuten. So, jetzt hätten wir schon einen, der Kapazitäten hätte, auch die Muttersprache spricht. Aber wird nicht bezahlt. Ja. Also in einem ganz, ganz krassen Fall wird es übernommen."

Darüber hinaus wurde betont, dass die unbegleiteten minderjährigen Geflüchteten auch Jugendliche und Heranwachsende mit alterstypischen Herausforderungen und Verhaltensweisen sind.

„Unterm Strich sind es pubertierende Jungs, die auch auf Identitäts- und Sinnsuche [...] sind. Klar, ne, da gibt es gemeinsame Themen, ohne Frage, ne? Auch da wird geguckt irgendwie, ne, kann ich meinen Betreuer über den Leisten ziehen? Habe ich Finanzprobleme? Die klassischen Themen. Gehe ich abends mal länger weg? Pro-biere ich nicht vielleicht doch mal, egal ob muslimischer Hintergrund oder nicht … Ist das nicht vielleicht mal spektakulär, sich mal zum Trinken oder, ne, Rauchen, Kiffen … Da gibt es alters- oder entwicklungsmäßig ähnliche Themen so."

5.4.5 Handlungsbedarf

Die meisten der befragten Expert*innen gaben an, dass die Unterbringung der UMF, insbesondere auf dem Höhepunkt der Flüchtlingswelle, enormen Hand-lungsbedarf gebracht habe. Es mussten aufgrund der geringen Zahl an freien Heimplätzen bei dem hohen Bedarf durch ankommende unbegleitete minder-jährige Geflüchtete Notunterkünfte geschaffen werden, die teilweise nicht im Ansatz den Standards regulärer Kinder- und Jugendhilfe entsprachen.

„Alles, was war an Notunterbringung, war schlichtweg eine Katastrophe. Es gab Unterbringung auch, wo Vier-, Fünfbettzimmer waren, wo man quasi gar nicht zwi-schen den Betten umherlaufen konnte, weil es zu eng war. Sicherlich teilweise auch der Not und des Platzes geschuldet, aber da würde ich sagen, bin ich froh, dass die bis Ende des Jahres alle komplett abgebaut sein müssen oder beziehungsweise auch mit Betriebserlaubnis umgearbeitet sein müssen."

Ein weiterer und wichtiger Handlungsbedarf wird in der Verbesserung der Struk-turen gesehen, die insbesondere in den Jahren 2015/2016 in vielen Kommunen auf die große Anzahl auch unbegleiteter minderjähriger Geflüchteter nicht aus-gerichtet waren. Hier kam es personell und bzgl. der Arbeitsabläufe zu heraus-fordernden Situationen. In diesem Zusammenhang wurde auch eine bessere Vernetzung zwischen den verschiedenen Fachstellen gefordert.

„Ja, sodass 2015 dann eher ein schwieriges Jahr war, würde ich mal sagen. Aktuell ist es so, dass die Fachstelle personell auch noch mal aufgestockt worden ist. Mittlerweile auch die Mitarbeiter da sind, die da sein sollen und jetzt so langsam den Riesenberg abarbeiten. Aber da ist ganz viel Chaos gelaufen. Also auch Jugendliche, die bald ein Jahr keine Hilfeplanung hatten. Wenn man, wenn es um Neuaufnahmen ging, wo die fallführenden Mitarbeiter nicht wussten, wo die Akten sind, was in den Akten ist."

„Bessere Vernetzung, ne? Es war so, dass jeder im Prinzip seins gemacht hat und keiner das große Ganze im Blick hatte, und das große Ganze war halt nun mal ein sehr großes Ganzes, und man hatte den Eindruck … Es war so, dass eigentlich nichts wirklich strukturiert und geregelt war für die Leute, aber auch unter den Institutionen. Also, BAMF, LVR, Ausländerbehörde. Asyl- und Ausländerrecht, wo die Mitarbeiter ja auch ihre Pflichten und Auflagen haben, da auf eine gewisse Art vorzugehen […] Aber es gab, gibt keinen gemeinsamen Weg oder keine gemeinsame Auffassung, wie machen wir das jetzt für die UMF, und wenn es den gibt, ist sowieso viel Zeit verloren gegangen, diese Netze überhaupt erstmal aufzubauen und zu."

Zusätzlich betonten einige Fachkräfte, dass auch die Kolleg*innen den unbegleiteten Geflüchteten mit Vorbehalten begegnet sind, die teilweise aus einer Hilflosigkeit entstanden sind:

„Und gab es den Anruf bei meinem Kollegen: ‚Ich habe hier einen Afrikaner auf dem Schreibtisch sitzen, ich weiß gar nicht, was ich jetzt machen soll.‘ So fing das an."

5.5 Diskussion und Fazit

Insgesamt kann festgestellt werden, dass insbesondere in den Jahren 2015/2016, in denen eine große Zahl von Geflüchteten aufgenommen wurde, die Versorgungsstrukturen auch für die unbegleiteten Minderjährigen an ihre Grenzen kamen und die Träger der öffentlichen und freien Jugendhilfe vor große Herausforderungen gestellt wurden. Es mussten in größerer Zahl Notversorgungen geschaffen werden, die erst schrittweise den Standards der Regelversorgung in der stationären Erziehungshilfe angepasst werden konnten. Die von den befragten Fachkräften genannten schwierigen Arbeits- und Unterbringungsbedingungen wurden auch an anderer Stelle benannt. So schreibt die Leiterin des Stadtjugendamtes München in einem Beitrag vom „Krisenmodus" bereits im Jahr 2014 (Rapp 2016, S. 357).

Hier ist die Frage, inwieweit funktionierende Vernetzungen, die im Krisenfall schnell aktiviert werden können, besser aufgebaut bzw. erhalten werden können. Dies ist für größere Städte aufgrund von Personalressourcen möglicherweise einfacher, aber es bleibt die Frage, inwieweit kleinere und mittlere Städte bereits früher auf die entstehenden Anforderungen hätten reagieren können bzw. auch Unterstützungsangebote und Strukturen überörtlicher Träger schneller hätten implementiert werden können. Hierzu gehört auch, bessere Zugänge zu Schul- und Ausbildungsmöglichkeiten für geflüchtete Menschen zu schaffen bzw. jetzt aufgebaute Strukturen möglichst zu erhalten (s. auch Tangermann und Hoffmeyer-Zlotnik 2018).

Bezüglich der Angebote und Strukturen in den Einrichtungen der stationären Erziehungshilfe für junge Menschen mit Fluchtgeschichte gelten zum einen selbstverständlich Unterstützungs- und Versorgungsaspekte wie auch für heimische Jugendliche. Andererseits gilt es, die Besonderheit ihrer Situation, wie z. B. die Unkenntnis der Sprache und der Gewohnheiten der aufnehmenden Mehrheitsgesellschaft, mögliche traumatische Erfahrungen als Fluchtgrund, aber auch als Konsequenz der Flucht (ohne Familie), und die Erwartungen der jungen Menschen an sich selbst bzw. von ihren Familien, zu berücksichtigen.

Grundsätzlich muss die Basisversorgung sichergestellt werden, auch in Notunterkünften. Gerade in Zeiten der Verunsicherung, wie dies bei der Aufnahme in eine stationäre Einrichtung der Jugendhilfe der Fall ist, sind Aspekte wie Essen, ein geeigneter Schlafplatz und persönliche, verständnisvolle Ansprache elementar (s. auch Nowacki und Remiorz 2014). Hierbei war gerade im Hinblick auf die geflüchteten Jugendlichen die Frage der gewohnten Ernährung und Umstellung auf das Essen im Aufnahmeland zu berücksichtigen. Ein syrischer Jugendlicher berichtete im Interview: *„Ihr Essen schmeckt nicht."* Hier ist Vermittlungsgeschick der Betreuer*innen gefragt, die Verständnis für die ggf. abweichenden Ess- und Geschmacksgewohnheiten haben müssen und darüber hinaus die Vielfalt der heimischen Küche herausstellen sollten, um die Gewöhnung an das neue Essen zu erleichtern. Hartig und Muntetschiniger (2016) schlagen in diesem Zusammenhang eine Mischform der Modelle der offenen und geschlossenen Küche vor, bei der die Jugendlichen neben dem Kennenlernen des für sie zubereiteten Essens auch Gelegenheit zum Kochen haben sollen. In diesem Zusammenhang müssen auch religiöse Vorschriften und Gebräuche (insbesondere Fastenzeiten) bedacht werden.

Auch die Zusammensetzung der stationären Wohngruppen hinsichtlich der verschiedenen Herkunft geflüchteter Jugendlicher ist ein Aspekt, der Beachtung finden sollte. Im Hinblick auf das Erlernen der deutschen Sprache und der Gewohnheiten des aufnehmenden Landes ist eine Unterbringung auch mit deutschen Jugendlichen zur besseren Förderung der Sprache und Integration empfehlenswert (s. auch Kap. 4 in diesem Band).

Außerdem sollten Rahmenbedingungen für die Ermöglichung längerfristiger Beziehungsangebote geschaffen werden, da die Jugendlichen teilweise hohes Vertrauen in die Betreuungspersonen haben und diese u. U. als Familienersatz ansehen. Dies passt zu Befunden einer Untersuchung heimischer deutscher Jugendlicher, die die Bedeutsamkeit der Beziehung zu Fachkräften in der Jugendhilfe hoch einschätzten (Remiorz und Nowacki 2018). Auch in einer Untersuchung aus den Niederlanden wurde deutlich, dass eine persönliche Begleitung und Ansprache in stationären Jugendhilfeeinrichtungen auch für die unbegleiteten minderjährigen Geflüchteten ein wichtiger Prädiktor für die Integration in die aufnehmende Gesellschaft ist (Kalverboer et al. 2017). Es bleibt zu beachten, dass sich vereinzelt Jugendliche nicht gut angenommen fühlten. Hier ist eine hohe Sensibilität der Fachkräfte gefragt einschließlich regelmäßiger Reflexionen, ob die individuellen Bedürfnisse aller betreuten Jugendlichen ausreichend berücksichtigt werden.

Zur Stabilisierung und um Traumafolgestörungen zu minimieren, sollten zum einen traumapädagogische Standards in den Gruppen der stationären Erziehungshilfe, auch mit unbegleiteten minderjährigen Geflüchteten, umgesetzt werden (Hargasser 2016; Menesch und Keller 2016). Zum anderen müssen Strukturen zur psychotherapeutischen Versorgung, teilweise auch in den Landessprachen, ausgebaut werden.

Die jungen Geflüchteten sollten aber nicht allein auf die Fluchtgeschichte reduziert werden, sondern auch im Hinblick auf alterstypische Aufgaben und Verhaltensweisen gesehen werden (Verselbstständigung, Identitätssuche, sexuelle Orientierung etc.; s. auch Hurrelmann und Bauer 2018). Die bewiesene Selbstständigkeit (ohne Familie geflohen zu sein) sollte einerseits ernst genommen, aber andererseits nicht überbetont werden. Die jungen Menschen mit Fluchtgeschichte haben zwar zum einen hohe Überlebenskompetenzen entwickelt, benötigen aber trotzdem die Unterstützung, um sich in die aufnehmende Mehrheitsgesellschaft zu integrieren und eine neue Lebensperspektive zu erarbeiten (Vorstand der Arbeitsgemeinschaft für Kinder- und Jugendhilfe 2016).

Zusätzlich sollten den Fachkräften auch in der Jugendhilfe interkulturelle Schulungen ermöglicht werden (s. auch Kap. 3 und 10 in diesem Band). Außerdem können Vorurteile, auch von Fachkräften, durch persönliche Begegnungen abgebaut werden. Zusätzlich können hier Veröffentlichungen ausgesuchter persönlicher Geschichten der jungen Menschen helfen (s. auch Simpson et al. in Vorbereitung), das Bild von jungen Menschen zu verändern: Es sind überwiegend nicht Menschen, die sich in Deutschland vermeintlich nicht anpassen wollen, sondern mehrheitlich bildungsaffine Jugendliche, die aus zum Teil hoch prekären und lebensbedrohlichen Lebensumständen geflohen sind und aus nachvollziehbaren Gründen in Deutschland ein neues Zuhause suchen.

Literatur

Bean, T. A. (2006). *Assessing the psychological distress and mental healthcare. Needs of unaccompanied refugee minors in the Netherlands.* Dissertation Leiden University. https://openaccess.leidenuniv.nl/bitstream/handle/1887/4921/Thesis.pdf;sequence=1. Zugegriffen: 21. März 2019.

Buck, E., & Bierhoff, H. W. (1986). Verlässlichkeit und Vertrauenswürdigkeit: Skalen zur Erfassung des Vertrauens in eine konkrete Person. *Zeitschrift für Differentielle und Diagnostische Psychologie, 7,* 205–223.

Gahleitner, B. (2017). *Soziale Arbeit als Beziehungsprofession. Bindung, Beziehung und Einbettung professionell ermöglichen.* Stuttgart: Beltz.

Gilliéron, G., & Jurt, L. (2017). Ein Übergang mit Herausforderungen: Erfahrungen ehemaliger, unbegleiteter, minderjähriger Asylsuchenden. *Soziale Passagen, 9,* 135–151.

Gravelmann, R. (2016). *Unbegleitete minderjährige Flüchtlinge in der Kinder- und Jugendhilfe. Orientierung für die praktische Arbeit.* München: Ernst Reinhardt.

Hargasser, B. (2016). *Unbegleitete minderjährige Flüchtlinge. Sequentielle Traumatisierungsprozesse und die Aufgaben der Jugendhilfe.* Frankfurt a. M.: Brandes & Apsel.

Herrmann, T., Macsenaere, M., & Wennmann, O. (2018). Ergebnisse. In M. Macsenaere, T. Köck, & S. Hiller (Hrsg.), *Unbegleitete minderjährige Flüchtlinge in der Jugendhilfe. Ergebnisse aus der Evaluation von Hilfeprozessen* (S. 25–85). Freiburg i. Br: Lambertus.

Hartig, L., & Muntetschiniger, S. (2016). Die interkulturelle Öffnung der stationären Erziehungshilfe. Ein Erfahrungsbericht über die Arbeit mit unbegleiteten minderjährigen Flüchtlingen in Frankfurt am Main. *Unsere Jugend, 68,* 22–29.

Hurrelmann, K., & Bauer, U. (2018). *Einführung in die Sozialisationstheorie.* Weinheim: Beltz.

Kalverboer, M., Zijlstra, E., van Os, C., Zevulun, D., ten Brummelaar, M., & Beltman, D. (2017). Unaccompanied minors in the Netherlands and the care facility in which they flourish best. *Child and Family Social Work, 22*(2), 587–596.

Mayring, P. (2015). *Qualitative Inhaltsanalyse: Grundlagen und Techniken.* Weinheim: Beltz.

Menesch, C., & Keller, M. (2016). Unbegleitete minderjährige Flüchtlinge in Einrichtungen der Kinder- und Jugendhilfe. In W. Weiß, T. Kessler, & S. B. Gahleitner (Hrsg.), *Handbuch Traumapädagogik* (S. 210–219). Weinheim: Beltz.

Nowacki, K., & Remiorz, S. (2014). Evaluationsstudie: Ergebnisse zum Aufnahmeprozess aus Sicht von Kindern und Jugendlichen in der stationären Jugendhilfe. In K. Nowacki (Hrsg.), *Die Neuaufnahme in die stationäre Heimerziehung* (S. 107–131). Freiburg i. Br.: Lambertus.

Nowacki, K., Remiorz, S., & Muss, H. (2018). Unbegleitete minderjährige Flüchtlinge in der stationären Kinder- und Jugendhilfe. *Unsere Jugend, 70,* 267–275.

Rapp, C. (2016). Inobhutnahme gemäß §§ 42a, 42 SGB VIII bei unbegleiteten Minderjährigen. *Ein Praxisbericht aus München. Unsere Jugend, 68,* 354–360.

Rassenhofer, M., Fegert, J. M., Plener, P. L., & Witt, A. (2016). Validierte Verfahren zur psychologischen Diagnostik unbegleiteter minderjähriger Flüchtlinge – Eine systematische Übersicht. *Praxis der Kinderpsychologie und Kinderpsychiatrie, 65,* 97–112.

Remiorz, S., & Nowacki, K. (2018). Vertrauen von Jugendlichen zu ihren Eltern und Betreuer*innen im Kontext der Heimerziehung als unkonventionellem familienähnlichen Setting. *Psychosozial, 41*(151), 61–68.

Simpson, G., Nowacki, K., & Remiorz, S. (in Vorbereitung). Refugees and asylum seekers: Creating a counter-narrative – A core part of a 21st century social work internationalised curriculum.

Tangermann, J., & Hoffmeyer-Zlotnik, P. (2018). *Unbegleitete Minderjährige in Deutschland. Herausforderungen und Maßnahmen nach der Klärung des aufenthaltsrechtlichen Status. Fokusstudie der deutschen nationalen Kontaktstelle für das Europäische Migrationsnetzwerk (EMN),* Working Paper 80. Bundesamt für Migration und Flüchtlinge: Eigendruck.

VERBI Software. (2017). MAXQDA 2018 [computer software]. Berlin, Germany: VERBI Software. https://www.maxqda.com.

Vorstand der Arbeitsgemeinschaft für Kinder- und Jugendhilfe. (2016). Unbegleitete minderjährige Flüchtlinge – Bedingungen für nachhaltige Integration schaffen. *Das Jugendamt, 9,* 426–427.

Witzel, A., & Reiter, H. (2012). *The problem-centred interview.* London: Sage.

Bildungsaffinität und Integration von unbegleiteten minderjährigen Geflüchteten

6

Katja Nowacki, Silke Remiorz und Vanessa Mielke

Zusammenfassung

Im Rahmen des Praxisforschungsprojektes HUMAN (Heimat für unbegleitete minderjährige Flüchtlinge, Arbeit und Neuanfang) konnte eine hohe Bildungsaffinität und Bereitschaft zur Integration in die deutsche Mehrheitsgesellschaft in einer Gruppe männlicher junger Geflüchteter festgestellt werden. Die Jugendlichen äußerten eine hohe Motivation, sehr schnell die deutsche Sprache zu lernen und einen Schul- bzw. Ausbildungsplatz zu erhalten. Dabei wurden Kontakte zu einheimischen Jugendlichen, aber auch zu erwachsenen Bezugspersonen, wie z. B. Lehrer*innen, als besonders wünschenswert herausgestellt. Die jungen Menschen schätzen das Leben in Deutschland zum Zeitpunkt der Befragung sehr und wünschen sich häufig, hier eine „normale und friedliche" Existenz aufbauen zu können. In der Diskussion wird eine verbesserte Bildungsstruktur in Deutschland gefordert, um die Integration von Menschen mit Flucht- und Migrationshintergrund zu erleichtern.

K. Nowacki (✉) · S. Remiorz
Fachbereich Angewandte Sozialwissenschaften, Fachhochschule Dortmund, Dortmund, Deutschland
E-Mail: katja.nowacki@fh-dortmund.de

S. Remiorz
E-Mail: silke.remiorz@fh-dortmund.de

V. Mielke
Fakultät für Gender Studies, Ruhr-Universität Bochum, Bochum, Deutschland
E-Mail: vanessa.mielke@rub.de

© Springer Fachmedien Wiesbaden GmbH, ein Teil von Springer Nature 2019
K. Nowacki und S. Remiorz (Hrsg.), *Junge Geflüchtete in der Jugendhilfe*, Edition Centaurus – Jugend, Migration und Diversity,
https://doi.org/10.1007/978-3-658-26777-3_6

6.1   Einleitung

Bildung ist eine wichtige Voraussetzung zum einen für die Absicherung des eigenen Lebensstandards und zum anderen für gesellschaftliche Teilhabe. Dies gilt sowohl für Menschen, die in Deutschland geboren und aufgewachsen sind, als auch für Menschen mit einer internationalen Geschichte, welche unter anderem 2015/2016 als Geflüchtete nach Deutschland gekommen sind (El-Mafaalani 2018; Dryden-Peterson und Giles 2010). Bildung als Grundstein für eine strukturelle Integration in die aufnehmende Gesellschaft wird von Zeus (2011) daher für geflüchtete Menschen als wesentlich angesehen, damit sich diese in die aufnehmende Gesellschaft integrieren und ein selbstständiges Leben aufbauen können.

Ein Zugang zu Bildung führt auch dazu, dass junge Menschen Entscheidungen treffen können, die ihr Leben in verschiedenen gesellschaftlichen Bereichen verbessern können (Dryden-Peterson und Giles 2010). Dies ist damit auch ein möglicher Schutzfaktor gegen die negativen Folgen von Traumata, welche insbesondere geflüchtete Menschen erlebt haben können. Indem durch Bildung auch Voraussetzungen für den Zugang zum Arbeitsmarkt und somit Möglichkeiten der eigenen Versorgung geschaffen werden, können die Umstände und Folgen von Flucht und Verlust besser kompensiert werden. Die Menschen können sich selbst und möglicherweise auch ihren Familien zu Hause helfen, wodurch weitere Sorgen reduziert werden können. Avery und Said (2017) betonen, dass Bildung in Flüchtlingslagern auch vor Radikalisierung und Extremismus schützen kann, indem Flüchtlinge ein Ziel oder eine Aufgabe haben. Bildung ist folglich eine der wichtigsten Voraussetzungen für die Integration in die Mehrheitsgesellschaft.

6.2   Ableitung der Fragestellung

Bereits in der ersten Auswertung von Interviews im Forschungsprojekt HUMAN (Heimat für unbegleitete minderjährige Flüchtlinge, Arbeit und Neuanfang; s. auch Kap. 5 in diesem Band) zeigte sich bei den befragten männlichen Jugendlichen mit Fluchtgeschichte, welche zum Zeitpunkt der Befragung durchschnittlich 17 Jahre alt waren, eine hohe Affinität, die deutsche Sprache zu lernen, sich weiterzubilden, aber auch Kontakte zu deutschen Jugendlichen zu bekommen (Nowacki et al. 2018), was als Versuch der sozialen und ggf. emotionalen Integration gewertet werden kann. So sagte ein Jugendlicher:

„[…] Die Kinder und Jugendlichen dürfen die Schule besuchen und sie werden dabei auch von der Regierung unterstützt. Wenn jemand bei der Ausbildung von der Regierung unterstützt wird, kann derjenige sich besser auf die Lernmaterialien konzentrieren. So kann man sich ein besseres Leben aufbauen und eine bessere Zukunft haben." (Ausschnitt aus einem Interview, Nowacki et al. 2018, S. 271)

Ein weiterer Jugendlicher betont:

> „Die große Hilfe war, dass wir zur Schule gehen konnten. Dadurch verbesserten sich meine Sprachkenntnisse. Habe viele Freunde, auch deutsche Freunde, die Schüler sind wichtig für mich …" (Ausschnitt aus einem Interview, Nowacki et al. 2018, S. 272)

Hier wird insbesondere geschätzt, dass durch die Schulbildung die Möglichkeit besteht, selbstbestimmter zu sein und auch Kontakte in die aufnehmende Mehrheitsgesellschaft zu erhalten, insbesondere auch zu Gleichaltrigen. Peers haben gerade im Jugendalter eine hohe Bedeutung und beeinflussen häufig sehr stark die weitere Entwicklung (Harring et al. 2010; Hurrelmann und Bauer 2018). Deshalb ist eine Segregation von Flüchtlingen, zum Beispiel in größeren Flüchtlingsunterkünften, konträr zur Integration.

Aufgrund der hohen Bedeutsamkeit der Aspekte Bildung und Integration wurden die Ergebnisse der Untersuchung HUMAN (vgl. auch Kap. 5 in diesem Band) auch spezifisch hinsichtlich der Einstellung zu schulischer und beruflicher Bildung sowie des Lebens in Deutschland analysiert.

6.3 Methode

Das Projekt HUMAN (Heimat für unbegleitete minderjährige Flüchtlinge, Arbeit und Neuanfang) wurde in Kooperation mit der Kinder- und Jugendhilfe Flow Bottrop gGmbH und mit Unterstützung von vier Jugendämtern aus dem Raum Ruhrgebiet durchgeführt. Kern waren Interviews mit jungen Menschen mit Fluchtgeschichte, die zu ihren Erfahrungen in der Kinder- und Jugendhilfe und ihren persönlichen Zielen und Wünschen im ersten Jahr ihrer Unterbringung sowie neun Monate später erneut befragt wurden (für eine ausführlichere Darstellung s. Kap. 5 in diesem Band).

6.3.1 Stichprobe

Zum ersten Messzeitpunkt wurden insgesamt n = 44 männliche Jugendliche, die ohne familiäre Begleitung nach Deutschland geflüchtet sind, im Alter von durchschnittlich 17,05 Jahren (SD 0,714; Min 15 Max 18) interviewt. Zu dem Zeitpunkt waren sie im Schnitt 9,45 Monate (SD 4,27; Min 0 Max 21) in der Jugendhilfeeinrichtung. Mit n = 16 Jugendlichen bzw. jungen Heranwachsenden wurde im Schnitt 9,5 Monate später das Interview wiederholt (Messzeitpunkt 2). Zu dem Zeitpunkt lebten noch acht UMF in der bisherigen Wohngruppe und acht in Trainingswohnungen mit ambulanter Betreuung durch die Jugendhilfeeinrichtung (s. auch Kap. 5 in diesem Band).

Die befragten Jugendlichen hatten im Schnitt 7,14 (SD 3,41) Schuljahre in ihrem Heimatland absolviert, wobei dies zwischen null und zwölf Jahren variierte. Hierbei gab es deutliche Unterschiede zwischen den verschiedenen Herkunftsländern. So lag der Schnitt bei 10,29 Jahren (2,36) bei den syrischen und 5,92 Jahren (3,39) bei den afghanischen Jugendlichen.

Zum Messzeitpunkt 1 besuchten 70,5 % ein Berufskolleg, 20,5 % eine reguläre Schule, 4,5 % befanden sich in einer Ausbildung und 4,5 % warteten zum Beispiel auf die Anerkennung eines Abschlusses aus dem Heimatland oder nahmen an Sprachkursen teil.

6.3.2 Instrumente

In der vorliegenden Stichprobe wurden zusätzlich zu den halbstandardisierten problemzentrierten Interviews auch standardisierte Fragebögen erhoben und somit ein Mixed-Method-Ansatz verwendet. Für die Frage nach der Integration und Bildung der unbegleiteten minderjährigen Flüchtlinge (UMF) wurde eine deutsche Übersetzung des Adaption and Attitude Questionnaire (AAQ; Fragebogen zur Erfassung der Anpassung und Einstellung) (Bean 2006) ausgewertet. Er erfasst die Anpassung der unbegleiteten minderjährigen Flüchtlinge an das Leben im aufnehmenden Land, also Deutschland, sowie deren Einstellung bezüglich ihrer neuen Lebenssituation. Es wurde ein Gesamtwert gebildet, der sich aus den Items 1 bis 14 und Items 16 bis 18 zusammensetzt (wobei Item 15 zur Frage bzgl. aktueller beruflicher Situation aus Inhaltsgründen weggelassen wurde, da die UMF zum Messzeitpunkt 1 noch nicht arbeiteten). Die Werte liegen zwischen 0 und 19 und können inhaltlich so interpretiert werden, dass ein hoher Wert für das Gefühl einer guten Integration der Befragten steht. Es konnte eine gute interne Konsistenz über alle Skalen von 0,783 festgestellt werden. Die Items der übersetzten Version des AAQ wurden analog zu Bean (2006) angewandt bzw. ausgewertet.

Die Auswertung der Leitfadeninterviews (s. Kap. 5 in diesem Band) erfolgte mit Hilfe des inhaltsanalytischen Verfahrens nach Mayring (2015) insbesondere im Hinblick auf mögliche Bildungsaffinität und Integration. Unterstützt wurde die Auswertung der Interviews durch das Programm MAXQDA 2018 (VERBI Software 2017). Die vorliegenden Kategorien wurden induktiv gebildet.

6.3.3 Ergebnisse

Der mittlere Gesamtwert im Adaption and Attitude Questionnaire (AAQ) beträgt in der vorliegenden Stichprobe (n = 42) 15,40 (SD = 2,21) auf einer Skala von 0 bis 19. Im Vergleich dazu fand Bean (2006) bei n = 203 in den Niederlande lebenden geflüchteten Jugendlichen, die keine Traumatisierungssymptome aufwiesen, einen deutlich niedrigeren Mittelwert von 13,6 (SD = 3,4) (t(0,571/242) = 3,1355, p = ,001**).

Konkret bezogen auf die Fragen zur Bildung berichteten die befragten Jugendlichen der vorliegenden Stichprobe im AAQ mit einem Anteil von 84 %, dass sie einen Schulabschluss machen wollen (s. Abb. 6.1), und 77 % gaben an, eine Berufsausbildung anzustreben (s. Abb. 6.2).

In der qualitativen Auswertung wurden zum ersten Messzeitpunkt Antworten der Jugendlichen in den induktiven Kategorien „Integration und der Wunsch, in Deutschland zu bleiben", „Bildungsaffinität" und „Wunsch nach Normalität" zusammengefasst. In der Wiederholung (Messzeitpunkt 2) ergaben sich induktiv zusätzlich die Kategorien „Wichtige Bezugspersonen" und „Situation in der Ausbildung".

Integration und der Wunsch, in Deutschland zu bleiben
Wie bereits bei den Werten des Fragebogens zur Erfassung der Anpassung und Einstellung (Adaption & Attitude Questionnaire) zeigte sich insgesamt eine hohe Bereitschaft der Jugendlichen, sich zu integrieren und sich in der deutschen Gesellschaft zurechtzufinden. So sagt ein geflüchteter Jugendlicher:

> „Ja, ich wünsche, dass ich hierbleiben kann […]. Ich möchte auch gerne Syrien besuchen, aber nicht mehr immer bleiben […]. Ich will hierbleiben und hier arbeiten. Und ja auch mein, für mich, was am wichtigsten ist, ich möchte mein Studium beenden als ein Architekt, wie ich hab gesagt, und danach ich möchte gern mein Arbeit, zu Arbeit gehen als ein Architekt."

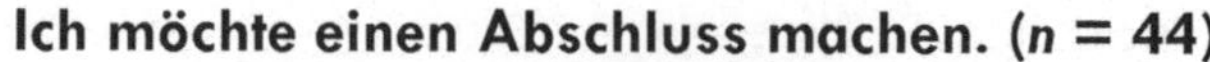
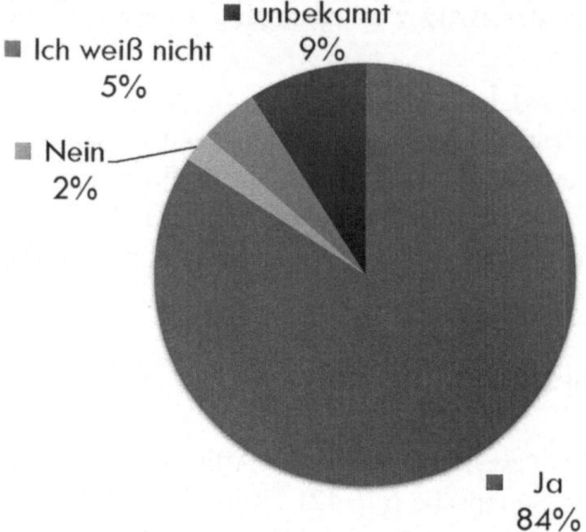

Abb. 6.1 Angaben der n = 44 befragten UMF, ob sie einen Schulabschluss anstreben. (gemessen mit dem AAQ, Bean 2006)

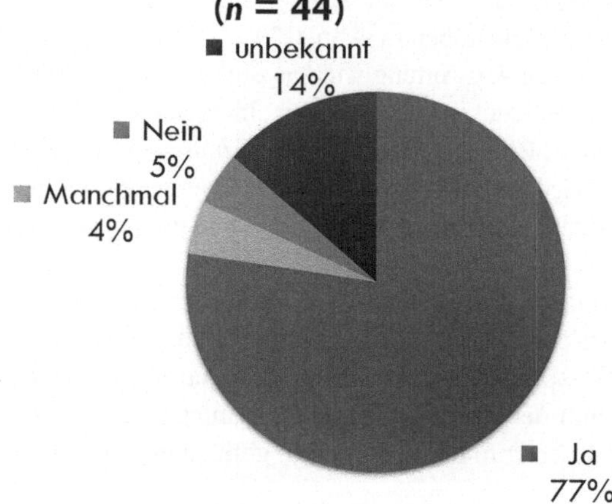

Abb. 6.2 Angaben der n = 44 befragten UMF, ob sie eine Berufsausbildung machen wollen. (gemessen mit dem AAQ, Bean 2006)

Ein anderer Jugendlicher verdeutlicht seinen Wunsch nach Integration mit der Aussage, er würde seine eigene Herkunft am liebsten ablegen und wäre gern Deutscher von Geburt an gewesen.

> „Das Einzige, was ich will, ist lernen. Sonst nichts … Ich habe kein Interesse, zurück nach Afghanistan zu gehen. Ich wünschte, ich wäre gar nicht dort geboren. Ich bin sehr erschöpft. Ich wäre gerne hier in Deutschland geboren."

Einige der befragten Jugendlichen engagieren sich auch für andere Flüchtlinge und wollen durch ihr Engagement etwas zurückgeben.

> „Ich gehe regelmäßig in die Schule, dann gehe ich auch dreimal in der Woche zum Sport. Dann habe ich aber auch noch selber ein Projekt ‚Flüchtlinge für Flüchtlinge'."

Gerade im Hinblick auf die gewünschte (Schul-)Ausbildung wurden von den Jugendlichen auch Schwierigkeiten benannt. So gaben einige an, dass sie gerne ihre Deutschkenntnisse verbessern wollen, jedoch andere Verpflichtungen (Ausbildung, Schulbesuch etc.) häufig mit den Terminen für Deutschkurse kollidierten.

> „Deutschkurse möchte ich noch machen, aber das Problem ist, ich habe kaum Zeit dafür, wegen der Ausbildung."

Ein anderer Jugendlicher weist auf weitere Hindernisse hin, die eine Integration insbesondere in Bezug auf den Erwerb von Sprachkenntnissen aus seiner Sicht hemmen.

> „Es gab ein Mangel an Schulplätzen. Jetzt gehe ich zur Schule, aber ich kann nicht so gut Deutsch sprechen. Ich habe mein Praktikum gemacht und anschließend wollte ich mit meiner Ausbildung beginnen. Sie haben mich aber aus sprachlichen Gründen nicht übernommen. Sie meinten, dass ich meine Sprachkenntnisse in Deutsch verbessern müsse, bevor ich mit der Ausbildung anfange."

Zudem gaben die Jugendlichen an, dass sie Schwierigkeiten haben, mit der Ungewissheit bzgl. ihres Aufenthaltsstatus zu leben.

> „Man muss lange warten, bis man zu einer Anhörung eingeladen wird. Danach muss man auf die Entscheidung warten, ob die positiv oder negativ ausfällt. Das dauert einfach alles sehr lange. Die Entscheidung sollte schneller gehen."

Bildungsaffinität

Insgesamt zeigte sich an beiden Messzeitpunkten die hohe Bedeutung von Schulabschlüssen und angestrebten Berufsausbildungen bzw. Studienabschlüssen. Alle befragten Jugendlichen äußerten, dass sie weiterhin einen Schulabschluss machen möchten, oder, sofern dieser bereits vorhanden ist, eine Ausbildung anfangen bzw. beenden wollten, um dann hier in Deutschland arbeiten zu können.

> „Ich möchte hier zur Schule gehen und lernen. Bisher konnte ich nicht lernen und zur Schule gehen. Ich möchte gebildet werden und meine Zukunft selbst aufbauen."

Insbesondere der Wunsch nach einem Studienplatz in Deutschland wurde von einigen der befragten Jugendlichen als Ziel ihrer persönlichen Bildungsbestrebungen geäußert.

> „Ähm, ich will keine Ausbildung eigentlich machen. Ich will studieren. Äh, und danach meinen Berufswunsch erreichen. Es ist, ein Architekt zu werden. Und Ende Juni werde ich die FOR Prüfung machen, und wenn ich es schaffe, gehe ich nächstes Jahr in eine Abiklasse. Und danach studiere ich. Architektur."

Gerade die Wertschätzung der Möglichkeiten in Deutschland im Unterschied zum Herkunftsland wurde hervorgehoben.

> „… und hast ein Talent kannst du nicht einfach einen guten Beruf haben, musst du Geld bezahlen (Korruption kann man sagen), ja, kannst du gar nicht diesen Beruf bekommen. In Deutschland, ich denke, das nicht so, muss du dann lernen, wenn du gut bist, dann kriegst du das" (den Beruf; Anm. der Autorinnen).

Im Zusammenhang mit den beruflichen Möglichkeiten ist für die jungen Menschen auch die Lebenssituation insgesamt bedeutsam. Schwierige Erfahrungen im Herkunftsland und auch der Wunsch nach Familiennachzug werden deutlich.

> „Ich möchte was in meinem Leben erreichen. Ausbildung, Weiterbildung vielleicht und … Ja, es gibt viele Dinge, an die ich mich nicht erinnern möchte. Aber als ich hier nach Deutschland kam, dachte ich, dass alles gut für mich wird. Ich möchte hier bleiben und leben."

Ein weiterer Jugendlicher äußert den Wunsch des Familiennachzugs als elementares Bedürfnis und glaubt, dass die Verwirklichung von seinem Fleiß und seinem Bildungserfolg abhängig ist.

„Mein Ziel ist die Ausbildung, guten Abschluss bekommen und weiterarbeiten in Deutschland, und dann will ich, dass meine Familie hier hinkommt, muss warten, weiß nicht, ob ich darf oder nicht, aber ich hoffe, ich darf, sondern weiß nicht, was passieren kann, so ich wünsche meine Familie hier hinkommt. Also ich muss weiterarbeiten."

Ein anderer Jugendlicher führt aus, dass eine Abschiebung in sein Herkunftsland für ihn eine persönliche Katastrophe wäre.

> „Ja, mein Wunsch ist, hier bleiben zu dürfen. Wenn ich abgeschoben werde, eigentlich weiß ja jeder, was in Afghanistan los ist."

Wunsch nach Normalität

Insgesamt wird deutlich, dass sich die Jugendlichen vor allem ein ganz normales Leben im aufnehmenden Land wünschen.

> „Ja, ich will nur, dass meine, ich will meine Schule fertig machen und einen Job haben und ein normales Leben. Ein Job zum Beispiel, zum Beispiel Mechaniker. Automechaniker."

Auch stehen Familiengründung und Normalisierung der eigenen Lebensverhältnisse im Vordergrund der Wünsche der meisten befragten Jugendlichen.

> „Ein normales Leben ist ein Leben, in dem man ein Job hat und genug Geld verdient. Dabei sollte man auch Geld sparen können. Ich bin nicht gierig. Ich möchte mich in meinem Leben weiterentwickeln. Ich versuch auch, meine Lebensqualität zu verbessern. […] Zurzeit nicht, aber später möchte ich auch eine Familie begründen."

Alle Jugendlichen sagten zudem, dass sie nach Normalität streben und ganz „normal" und in „Frieden" in Deutschland leben wollen.

Wichtige Bezugspersonen

Zum ersten Messzeitpunkt hoben die befragten Jugendlichen noch vornehmlich die Betreuungspersonen innerhalb der Jugendhilfeeinrichtung als bedeutsam hervor (s. auch Kap. 5 in diesem Band).

> „Sie (meine Mentorin) betreut mich, wenn ich Probleme habe … Sie hilft mir überall und beschützt mich, wie meine Eltern mich beschützen würden." (Nowacki et al. 2018, S. 271)

Gerade nach einer längeren Zeit des Aufenthaltes in Deutschland kamen Kontakte auch zum Beispiel innerhalb des Schul- und erweiterten Helfersystems dazu.

> „Meine Lehrerin. Sie ist auch sehr nett und sie hilft mir auch sehr gerne, und wenn sie Zeit hat, schreibt sie mir auch immer. Wir haben einmal in den Osterferien, da hatten wir zwei Wochen Ferien und sie ist zu mir gekommen und wir haben Deutsch gelernt. [...] Und ja, ich kann sagen, sie ist die beste Lehrerin, die ich gesehen habe."

Insbesondere ehrenamtliche Helfer*innen wurden von den Jugendlichen als hilfreich hervorgehoben.

> „Hier gibt es eine Familie, die Frau hat für mich übersetzt, wenn ich einen offiziellen Termin hatte, sie kriegt kein Geld dafür, sie sagt immer: ‚Nein, alles gut!‘ Sie hat mir sehr geholfen, ich habe viele Aufgaben gemacht für die Frau zu Hause, gemeinsam mit ihrem Mann und dem Sohn habe ich auch Fußball gespielt. Oder auf einem Familienfest mit Grillen war ich auch schon."

Es wurde auch deutlich, dass gleichaltrige Freunde besonders wichtig sind.

> „Die sind meine besten Freunde (zwei Mitschüler aus der Berufsschulklasse; Anm. der Autorinnen). Wir sind meistens zusammen. Wir unternehmen vieles miteinander. Wenn ich Probleme habe, sind die für mich da. Ein guter Freund ist derjenige, der in deinen schweren Zeiten für dich da ist und nicht nur in den guten Zeiten. Die sind immer für mich da. Ich habe keine Familie hier, aus diesem Grund sind die beiden sehr wichtig für mich."

Situation in der Ausbildung

Zum zweiten Messzeitpunkt waren einige der jungen Männer bereits in einer Ausbildung. Hierbei hoben die Befragten hervor, dass sie trotz Schwierigkeiten bzgl. der Sprache es wertschätzen, in der Ausbildung zu sein, und insbesondere die Unterstützung der Kolleg*innen und der Ausbilder*innen schätzten.

> „Wir machen jetzt Ausbildung als Kaufmann von Büro, ... also, das läuft ganz gut. Machen wir verschiedene Aufgaben jeden Tag, ... und Berufsschule, auch was du jeden Tag gelernt hast, also, was hast du jeden Tag gelernt, musst du auch schreiben, ... klappt gut, ... ich freue mich. Schule ist theoretisch ein bisschen schwer, wegen der Sprache. Und Arbeit läuft, Kollegen auch hilft uns ganz gut, ... wenn haben wir Probleme ..."

Ausbilder*innen in der Praxis stellen für die befragten Jugendlichen, die sich zum Zeitpunkt der zweiten Befragung in Ausbildung befanden, einen wichtigen Bezugspunkt dar.

„Meistens sind alle nett, alle sagen uns, dass, wenn ihr was habt, wenn ihr eine Frage habt oder Probleme, etwas zu verstehen, kann ich einfach zum ihm gehen (Ausbilder des Jugendlichen; Anm. der Autorinnen). Oder er kommt einfach vorbei und erklärt uns Dinge. Er ist gut und sagt, ich kann zehnmal fragen, wenn ich etwas nicht verstehe. Wir haben auch Spaß zusammen."

6.4   Diskussion

In der vorliegenden Stichprobe äußern die befragten Jugendlichen eine hohe Affinität, die deutsche Sprache zu lernen, um dadurch einen schnelleren Zugang zu Bildung zu bekommen. Darüber hinaus zeigen sie aber auch ein großes Interesse an Kontakt zu deutschen Jugendlichen und Familien und daran, einen Platz in der aufnehmenden Mehrheitsgesellschaft zu erhalten. Auch die Organisation für wirtschaftliche Zusammenarbeit und Entwicklung (OECD) empfiehlt den aufnehmenden Staaten, die unbegleiteten minderjährigen Flüchtlinge zu unterstützen, damit sich diese schnell in die aufnehmende Gesellschaft integrieren können. Dies soll unter anderem dadurch geschehen, dass sie in stabilen, die Familie ersetzenden Strukturen untergebracht werden und es ihnen ermöglicht wird, die Sprache zu lernen und etwaige traumatische Erfahrungen zu verarbeiten, um sich insgesamt auf den Bildungsprozess konzentrieren zu können.

„A host country should afford unaccompanied minors the opportunity to rapidly learn its language, build the skills required for durable integration, and overcome the effects of the traumatic events they have often experienced during flight. To that end, they should be placed in safe, stable surroundings where a solid support structure compensates for the lack of parental support and enables them to focus on education" (OECD 2016, S. 46).

(Das aufnehmende Land sollte unbegleiteten minderjährigen Flüchtlingen die Möglichkeit geben, schnell die Sprache zu lernen, die Fähigkeiten für eine dauerhafte Integration aufzubauen und die Nachwirkungen traumatischer Erlebnisse aufzuarbeiten, die häufig während ihrer Flucht aufgetreten sind. Deshalb sollten sie in einer sicheren, stabilen Umgebung untergebracht werden, wo durch eine solide Unterstützungsstruktur die fehlende elterliche Unterstützung kompensiert wird und sie in die Lage versetzt werden, sich auf ihre weitere Bildung zu konzentrieren; Übersetzung durch die Erstautorin.)

In Deutschland sind durch die Aufnahme von unbegleiteten geflüchteten Jugendlichen in Einrichtungen der Jugendhilfe nach Sozialgesetzbuch VIII die Strukturen der Unterstützung und sicheren Unterbringung der jungen Menschen erst mal gewährleistet. Die Wertschätzung der meisten befragten Jugendlichen zu den Erfahrungen im Rahmen der Jugendhilfe wurde in den Interviews im Rahmen des HUMAN-Projektes deutlich (s. Kap. 5 in diesem Band). Fraglich bleibt an dieser Stelle die Nachhaltigkeit der Maßnahme, insbesondere wenn die Hilfe mit dem Erreichen der Volljährigkeit in einigen Kommunen, beispielsweise aufgrund fehlender finanzieller Ressourcen, nicht fortgesetzt wird (s. auch Nowacki et al. 2018).

Aufgrund des Wunsches, die deutsche Sprache schnell zu erlernen, wird von den Jugendlichen das vorhandene Angebot an Sprachkursen kritisch gesehen. Dies war zu der Zeit der Befragung (2016/2017) besonders schwierig, da eine größere Anzahl von Menschen nach Deutschland kam und die Angebote, insbesondere in kleineren Städten, nicht in dem Umfang da waren wie benötigt. Diese möglicherweise ungeduldig wirkende Haltung der befragten Jugendlichen kann aber auch als Wunsch zur Integration in die deutsche Gesellschaft und in den Bildungs- und Arbeitsmarkt interpretiert werden. Auch El-Mafaalani (2017) betont, dass vertretene Interessen und Ansprüche auf Unterstützung von Minderheiten auf eine gelungene Integration hindeuten.

Viele der befragten Jugendlichen haben geäußert, einen Schulabschluss machen und danach eine Ausbildung oder ein Studium beginnen zu wollen. Dies zeigt sich auch in den Ergebnissen der quantitativen Befragung mit Hilfe eines Fragebogens. Hier geben die Jugendlichen der vorliegenden Stichprobe selber an, das Gefühl zu haben, gut in Deutschland angekommen zu sein. Im Unterschied zu einer niederländischen Stichprobe von ebenfalls geflüchteten jungen Menschen (Bean 2006) weisen sie deutlich höhere Werte im Hinblick auf ihre Anpassungsbereitschaft an die aufnehmende Gesellschaft auf. Kritisch anzumerken ist an dieser Stelle, dass sich dieses Ergebnis mit steigender Fallzahl ändern könnte. Trotzdem bleibt im Schnitt in der vorliegenden Stichprobe eine positive Einstellung der Jugendlichen, die möglicherweise durch ihre Erfahrungen im Rahmen der Betreuung durch eine Jugendhilfeeinrichtung gefördert wurde, d. h. eine höhere Anpassungsbereitschaft wird durch positive und vor allem über den Zeitraum der Unterbringung in der stationären Kinder- und Jugendhilfe gewährleistete Unterstützung erreicht. Hier gibt es proportional eine hohe Affination zu höherer Bildung.

So weisen auch Dryden-Peterson und Giles (2010) darauf hin, dass unter Geflüchteten ein starker Wunsch besteht, studieren zu können. Jedoch gibt es häufiger Probleme, Zugang zu den höheren Bildungsinstitutionen zu bekommen z. B. bei der Anerkennung von Abschlüssen, aufgrund von Schwierigkeiten mit der Krankenversicherung zum Zweck der Immatrikulation und auch bei der Sicherstellung des Lebensunterhalts (s. auch Schammann und Younso 2017).

Insbesondere der teilweise unsichere Aufenthaltsstatus kann den Zugang zur Universität erschweren. Andererseits muss gesagt werden, dass hier Sonderregelungen von Universitäten umgesetzt werden können. Auf Grundlage des Beschlusses der Kultusministerkonferenz vom 03.12.2015 (KMK 2015) können Personen eingeschrieben werden, wenn sie zum Beispiel fluchtbedingt kein Zeugnis vorlegen können, wobei dann in einem dreistufigen Nachweisverfahren die Hochschulreife ermittelt werden muss. Universitäten bieten außerdem auch Sprachkurse für Flüchtlinge an, sodass der Weg ins Studium einfacher wird (Schammann und Younso 2017).

Der Zugang zu höherer Bildung wird auch durch Bezugspersonen unterstützt. Dies können zum Beispiel Lehrer*innen oder andere Vertrauenspersonen sein, die die Wünsche und Aspirationen der Jugendlichen unterstützen und auch Wege in das weiterführende Bildungssystem aufweisen. So betonen Naidoo et al. (2018), dass der Übergang von der Schule in die Hochschule insbesondere von persönlichem Ehrgeiz und personeller Unterstützung abhängt. Hier sind insbesondere Lehrer*innen, aber auch andere Personen im Bildungssystem gefragt, die den Weg ebnen können. Ein Schlüsselfaktor ist hier unter anderem, wie die Zuschreibung bzgl. Bildungsaffinität und Leistungsbewertung durch die Lehrer*innen aussieht. Rassistische Zuschreibungen und Einstellungen können (teilweise unbewusst) das Verhalten von Lehrpersonen beeinflussen (Arslan und Bozay 2016; s. auch Kap. 10 in diesem Band), wodurch die geflüchteten jungen Menschen u. U. weniger weit im Bildungssystem kommen als erhofft. Dies zeigt sich auch konkret in den Analysen zur Bildungsteilhabe geflüchteter Kinder und Jugendlicher. Es gibt immer noch Unterschiede im Vergleich zu deutschen Schüler*innen, insbesondere in ländlichen Gebieten und Regionen, in denen weniger Menschen mit Migrationshintergrund leben (El-Mafaalani und Kemper 2017). Andererseits ist die positive Einstellung und Unterstützung durch Lehrpersonen eben auch besonders förderlich. In einer Untersuchung von Theißen (2017) zeigte sich, dass muslimische Mädchen und Frauen mit türkischem Migrationshintergrund die Unterstützung von Lehrpersonen als bedeutsam ansahen, weil diese an sie glaubten und sie motivierten. Diese unterstützenden Lehrpersonen hatten ebenfalls einen Migrationshintergrund und waren in besonderen schulischen Fördergruppen eingesetzt. Bei Schwierigkeiten im regulären Schulbetrieb können also auch besondere Maßnahmen zur Förderung der Bildung sinnvoll sein.

Insgesamt zeigt sich, dass die jungen unbegleiteten Geflüchteten im Schnitt eine hohe Bildungsaspiration haben, dafür sehr schnell die Sprache des aufnehmenden Landes lernen wollen und ihnen neben Bildungszugängen auch persönliche Beziehungen innerhalb der aufnehmenden Mehrheitsgesellschaft wichtig sind. Dies kann im Sinne einer positiven Einstellung zu struktureller, sozialer sowie emotionaler Integration (s. auch El-Mafaalani et al. 2017) gewertet werden und sollte im Sinne einer multikulturellen Gesellschaft gefördert werden. Nicht zuletzt auch im Hinblick auf den Bedarf auf dem Arbeitsmarkt sollte bildungsaffinen jungen Menschen eine Perspektive in Deutschland geboten werden, damit ein dauerhafter Aufenthalt und eine Integration in die deutsche Mehrheitsgesellschaft ermöglicht werden. Auch Avery und Said (2017) erläutern, dass weiterführende Ausbildungs- und Arbeitsmöglichkeiten eröffnet werden sollten, damit junge Menschen sich eine Lebensperspektive aufbauen können. Dazu sind zum einen Strukturen zur Unterstützung von Menschen mit Flucht- und Migrationshintergrund notwendig, aber auch eine positive Einstellung der heimischen Menschen einschließlich der Fachkräfte der Sozialen Arbeit zur Integration. Dieser Aspekt wird explizit in Kap. 10 von Melanie Groß noch einmal aufgegriffen.

Literatur

Arslan, E., & Bozay, K. (Hrsg.). (2016). *Symbolische Ordnung und Bildungsungleichheit in der Migrationsgesellschaft*. Wiesbaden: Springer VS.

Avery, H., & Said, S. (2017). Higher education for refugees: The case of Syria. *Policy & Practice: A Development Education Review, 24*, 104–125.

Bean, T. A. (2006). *Assessing the psychological distress and mental healthcare needs of unaccompanied refugee minors in the Netherlands*. Dissertation Leiden University. https://openaccess.leidenuniv.nl/bitstream/handle/1887/4921/Thesis.pdf;sequence=1. Zugegriffen: 21. März 2019.

Dryden-Peterson, S., & Giles, W. (2010). Introduction: Higher education for refugees. *Refuge, 27*(2), 3–9.

El-Mafaalani, A. (2017). Flucht in die Migrationsgesellschaft. In L. Hartwig, G. Mennen, & C. Schrapper (Hrsg.), *Handbuch Soziale Arbeit mit geflüchteten Kindern und Familien* (S. 20–34). Weinheim: Beltz Juventa.

El-Mafaalani, A. (2018). *Das Integrations-Paradox. Warum gelungene Integration zu mehr Konflikten führt*. Köln: Kiepenheuer & Witsch.

El-Mafaalani, A., Waleciak, J., & Weitzel, G. (2017). Tatsächliche, messbare und subjektiv wahrgenommene Diskriminierung. In A. Scherr, A. El-Mafaalani, & G. Yüksel (Hrsg.), *Handbuch Diskriminierung* (S. 173–189). Wiesbaden: Springer VS.

El-Mafaalani, A., & Kemper, T. (2017). Bildungsteilhabe geflüchteter Kinder und Jugendlicher im regionalen Vergleich. Quantitative Annährungen an ein neues Forschungsfeld. *Zeitschrift für Flüchtlingsforschung, 1*(2), 173–217.

Harring, M., Böhm-Kasper, O., Rohlfs, C., & Palentien, C. (2010). Peers als Bildungs- und Sozialisationsinstanzen – Eine Einführung in die Thematik. In M. Harring, O. Böhm-Kasper, C. Rohlfs, & C. Palentien (Hrsg.), *Freundschaften, Cliquen und Jugendkulturen. Peers als Bildungs- und Sozialisationsinstanzen* (S. 9–19). Wiesbaden: VS Verlag.

Hurrelmann, K., & Bauer, U. (2018). *Einführung in die Sozialisationstheorie*. Weinheim: Beltz.

KMK. (2015). Hochschulzugang und Hochschulzulassung für Studienbewerberinnen bzw. Studienbewerber, die fluchtbedingt den Nachweis der im Heimatland erworbenen Hochschulzugangsberechtigung nicht erbringen können. Beschluss der Kultusministerkonferenz vom 03.12.2015. https://www.kmk.org/fileadmin/Dateien/veroeffentlichungen_beschluesse/2015/2015_12_03-Hochschulzugang-ohne-Nachweis-der-Hochschulzugangsberechtigung.pdf. Zugegriffen: 3. Mai 2019.

Mayring, P. (2015). *Qualitative Inhaltsanalyse: Grundlagen und Techniken*. Weinheim: Beltz.

Naidoo, L., Wilkinson, J., Adoniou, M., & Langat, K. (2018). *Refugee background students transitioning into higher education: Navigating complex spaces*. Singapore: Springer.

Nowacki, K., Remiorz, S., & Muss, H. (2018). Unbegleitete minderjährige Flüchtlinge in der stationären Kinder- und Jugendhilfe. *Unsere Jugend, 70*, 267–275.

OECD. (2016). Making integration work: Refugees and others in need of protection, making integration work, OECD Publishing, Paris. https://doi.org/10.1787/978926425 1236-en. https://www.oecd-ilibrary.org/social-issues-migration-health/making-integration-work-humanitarian-migrants_9789264251236-en. Zugegriffen: 25. Sept. 2018.

Schammann, H., & Younso, C. (2017). Endlich Licht in einer dunklen Ecke? Hürden und Angebote für Geflüchtete im tertiären Bildungsbereich. *Zeitschrift für internationale Bildungsforschung und Entwicklungspädagogik, 40*(1), 10–15.

Theißen, E. (2017). *Von Bildungsversagerinnen zu Bildungserfolgreichen. Eine empirische Studie zu Bildungskarrieren von muslimischen Mädchen und Frauen mit türkischem Migrationshintergrund*. Dissertation. Universität Duisburg-Essen. https://duepublico2.uni-due.de/servlets/MCRFileNodeServlet/duepublico_derivate_00044457/Diss_Theissen.pdf. Zugegriffen: 10. März 2019.

VERBI Software. (2017). MAXQDA 2018 [computer software]. Berlin: VERBI Software. https://www.maxqda.com.

Zeus, B. (2011). Exploring barriers to higher education in protracted refugee situations: The case of burmese refugees in Thailand. *Journal of Refugee Studies, 24*(2), 256–276.

Ein veränderter Blick auf junge Geflüchtete: Ressourcenorientierung und inklusive Grundsätze – Erkenntnisse aus der AWO-ISS-Studie Young Refugees NRW

Irina Bohn und Alejandro Rada

Zusammenfassung

Die Untersuchung der Lebenssituation junger Geflüchteter ist in der Fluchtforschung ein bislang eher randständiges Thema. Die von der Stiftung Wohlfahrtspflege geförderte AWO-ISS Studie Young Refugees NRW hat u. a. aus diesem Grund im Jahr 2016 die Perspektiven von jungen Geflüchteten auf ihre Erfahrungen des Ankommens und Einlebens in Deutschland in den Blick genommen. Es zeigte sich, dass junge Geflüchtete von der kulturellen bis hin zur emotionalen Ebene zentrale Ressourcen und Kompetenzen mitbringen, die für ihre Integration von Bedeutung sind. Es zeigte sich ferner, dass es eines differenzierten Blickes auf die Lebenssituation junger Geflüchteter bedarf, um sie nicht pauschalisiert auf einen Opferstatus festzuschreiben. Unter den befragten jungen Menschen gab es sowohl Geflüchtete, die im subjektiven Wohlergehen lebten, als auch Geflüchtete in großen Belastungssituationen. Innerhalb des Regelsystems sollte auf diese Situation mit der Ausrichtung auf zentrale inklusive Leitprinzipien bei der Angebotsgestaltung reagiert werden.

I. Bohn (✉)
Institut für Sozialpädagogik und Sozialarbeit Frankfurt e. V., Frankfurt a. M., Deutschland
E-Mail: irina.bohn@iss-ffm.de

A. Rada
Institut für Sozialarbeit und Sozialpädagogik e. V., Frankfurt a. M., Deutschland

© Springer Fachmedien Wiesbaden GmbH, ein Teil von Springer Nature 2019
K. Nowacki und S. Remiorz (Hrsg.), *Junge Geflüchtete in der Jugendhilfe,* Edition Centaurus – Jugend, Migration und Diversity,
https://doi.org/10.1007/978-3-658-26777-3_7

7.1 Einleitung

Geflüchtete Kinder und Jugendliche, gleich welcher Herkunft, sind zuvorderst junge Menschen mit einer Vielzahl individueller Erfahrungen, sozialer und familiärer Hintergründe, Herkunfts- und Fluchtgeschichten, Interessen, Talenten und insbesondere auch subjektiven Erfahrungshintergründen beim Einleben in einem zunächst für sie fremden Land. Kinder und Jugendliche mit Fluchterfahrung für sich selbst sprechen zu lassen, ist nicht nur eine Frage der Würdigung ihrer Individualität und eigenständigen Persönlichkeit. Vielmehr bringt ein solches Vorgehen auch Befunde hervor, die mit einem Erwachsenenblick auf junge Menschen eher verborgen bleiben. Die Lebensrealität geflüchteter Kinder und Jugendlicher – und damit auch ihr Recht auf Gleichbehandlung – ist nicht nur wenig präsent, wenn Flucht und Asyl thematisiert werden, sie ist auch Gegenstand undifferenzierter Diskurse. Denn geraten geflüchtete junge Menschen endlich in den Blick, so werden vor allem Probleme, Engpässe im Versorgungs-, Betreuungs- und Bildungssystem und ihre fluchtbedingten Belastungen thematisiert.

Der vorliegende Beitrag stellt die Ergebnisse der Befragung geflüchteter Kinder und Jugendlicher sowie deren Eltern dar, die im Rahmen des Projekts Young Refugees NRW im Frühjahr 2016 in drei Kommunen in Nordrhein-Westfalens (NRW) in Kooperation mit der Arbeiterwohlfahrt Bezirksverband Westliches Westfalen e. V. durchgeführt wurden. Dieses Projekt wurde durch die Stiftung Wohlfahrtspflege NRW gefördert.

Empirische Studien über die Lebenswelt und den Alltag minderjähriger Geflüchteter in Deutschland lagen bis dahin nur vereinzelt vor (World Vision Deutschland und Hoffnungsträger Stiftung 2016). In einem Gutachten der Robert Bosch Stiftung (2015) wurde festgestellt, dass die Erforschung der Lebenssituation junger Geflüchteter bisher nur ein *„Randphänomen sozialwissenschaftlicher Migrationsforschung in Deutschland"* darstellt. Die Forschung auf diesem Gebiet war und ist weitestgehend fragmentiert und unsystematisch, sie konnte laut Kleist (2016) noch nicht als etabliertes Forschungsfeld in der Hochschullandschaft bezeichnet werden. Sie war zudem in der Regel aus der Perspektive von Institutionen und Hilfesystemen heraus angelegt, sodass insbesondere die Hürden der Institutionen und Organisationen bei der Betreuung junger Geflüchteter im Fokus standen. Ein zentraler Befund ist dementsprechend, dass die spezifischen Interessen von geflüchteten Kindern in Deutschland von Politik, (Zivil-)Gesellschaft und Verwaltungen oft nicht beachtet werden. Kinder würden nur selten als *„eigenständige Träger von Rechten wahrgenommen"* (Berthold 2014, S. 16). Würde dies zur Kenntnis genommen, so zeige sich, dass es im Vergleich zu Kindern ohne Fluchterfahrung eine *„deutliche Benachteiligung"* darstellt, als geflüchtetes Kind in Deutschland aufzuwachsen (Berthold 2014, S. 16).

Die AWO-ISS-Studie brachte auf der Basis von Interviews mit 61 Kindern und jungen Menschen und 45 Expert*innen drei z. T. auch neue – aus den Erzählungen der jungen Menschen generierte und durch die Expertise von Fachkräften angereicherte – Perspektiven hervor.

Erstens: Geflüchtete Kinder und Jugendliche bringen zentrale Kompetenzen mit, die für ihr Einleben und ihre Integration in Deutschland essenziell sind. Diese zu erkennen ist eine wichtige Voraussetzung, um ggf. einen ressourcenorientierten Paradigmenwechsel im institutionellen und gesellschaftlichen Umgang mit den in Deutschland lebenden jungen Menschen vollziehen zu können.

Zweitens: Die Lebenssituation von geflüchteten Kindern und Jugendlichen ist nicht gleichermaßen für alle nur „schwierig". Manche jungen Menschen und ihre Familien kommen weitgehend gut zurecht und beschreiben ein subjektives Wohlbefinden, andere wiederum sind großen Belastungen ausgesetzt. Eine differenzierte Analyse der Beschreibung ihrer Lebensumstände ermöglicht, Regelmäßigkeiten zu erkennen und ggf. hiernach auch passgenaue Hilfen bereitzustellen.

Drittens: Geflüchtete Kinder und Jugendliche stoßen in zentralen Lebensbereichen auf systematische externe Barrieren und Benachteiligungen. Dies ist z. B. regelmäßig hinsichtlich der Zugangsbedingungen zu Bildung, der gesundheitlichen Versorgung und ihrer Unterbringung der Fall (vgl. Bundesfachverband unbegleitete minderjährige Flüchtlinge e. V. 2016). Zusätzlich zu diesen Barrieren wirken sich jedoch auch Benachteiligungen auf die Lebensrealität junger Geflüchteter aus, die auf konzeptionelle Anpassungsprobleme des Regelsystems zurückgehen. Aus den Interviews mit Fachkräften kristallisieren sich vier Kernthemenstellungen heraus, die – je nachdem, ob sie *aus* dem Blick oder *in* den Blick geraten – einen nachteiligen oder eben positiven Effekt auf die Lebenssituation junger Geflüchteter haben. Neben rechtlichen und strukturellen Verbesserungen bedarf es demnach auch einer Verständigung auf zentrale Leitprinzipien bei der Betreuung und Versorgung von geflüchteten jungen Menschen durch die Regelsysteme.

7.2 Geflüchtete Kinder und Jugendliche verfügen über wichtige Kernkompetenzen für eine umfassende gesellschaftliche Teilhabe und Integration

Im Folgenden werden die verschiedenen Dimensionen von Integration dargestellt und die Ergebnisse der Befragung geflüchteter Kinder und Jugendlicher darauf bezogen.

7.2.1   Zur Begriffsdefinition Integration

In der Migrationssoziologie besteht Konsens darüber, dass der Begriff „Integration" als Prozess der Eingliederung von Populationen in bestehende soziale Strukturen in Bezug auf sozioökonomische, rechtliche und kulturelle Beziehungen definiert wird. Dieser theoretische Rahmen umfasst vier Bereiche, in denen bestimmte Anforderungen erfüllt werden müssen. Die vier Dimensionen, die den Eingliederungsprozess bilden, sind folgende (El-Mafaalani und Toprak 2011; Heckmann 2015):

- kulturelle Integration
- strukturelle Integration
- soziale Integration
- identifikatorische oder emotionale Integration.

Die *kulturelle Integration* umfasst die kognitiven Kompetenzen, z. B. Sprache, und die Internalisierung oder Anerkennung von Werten, Normen und Einstellungen der aufnehmenden Gesellschaft. Die *strukturelle Integration* bezieht sich in erster Linie auf die (Voraussetzungen zur) Beteiligung an den zentralen Institutionen und Systemen der Aufnahmegesellschaft (Bildungssystem, Arbeitsmarkt, rechtliche Verwaltungsverfahren usw.). *Soziale Integration* findet auf der Ebene der zwischenmenschlichen Beziehungen statt und lässt sich an der Fähigkeit messen, mit anderen Menschen Kontakt aufzunehmen. Das subjektive Zugehörigkeitsgefühl, d. h. die Frage, ob sich Migrant*innen als Teil der Gesellschaft wahrnehmen und sich mit dieser identifizieren, ist letztlich der Kernaspekt der *emotionalen Integration.*

Es ist zu beachten, dass der Begriff „Integration" mit der Grundannahme verbunden ist, dass es integrierte und integrierende Personen und Elemente gibt. Dies ruft berechtigte Kritik bei Fachexpert*innen und Wissenschaftler*innen im Bereich der Migration hervor, da das Konzept der Integration die heterogene gesellschaftliche Realität und die gemeinsame gesellschaftliche Verantwortung nicht berücksichtigt, um die Partizipation aller an der Gesellschaft zu fördern (vgl. Alicke et al. 2015, S. 31). In der nachstehenden Analyse der Ressourcen junger Geflüchteter wird es jedoch als angemessen erachtet, mit dem Begriff „Integration" zu arbeiten, da die Kinder und Jugendlichen nicht danach streben, einen abstrakten Prozess der gesellschaftlichen Veränderung zu erreichen. Ihr primäres Ziel ist es vielmehr, ihren Alltag und die sich abzeichnenden Herausforderungen in ihrem neuen Land zu meistern. Dennoch sollte die Integration durch bestimmte Einstellungen und Bedingungen (d. h. integrierende Elemente) in der Aufnahmegesellschaft unterstützt werden: Eine erfolgreiche Integration ist daher durch einen zweiseitigen Prozess gekennzeichnet, der die Überwindung exkludierender sozialer Bedingungen beinhaltet (Kronauer 2010). Zusammengefasst folgt dieser Prozess der Verwirklichung der „Inklusion" im weitesten Sinne, d. h. der Förderung einer Kultur, die die individuelle Vielfalt innerhalb der Gesellschaft respektiert und schätzt und einen nichtdiskriminierenden Umgang mit Individuen und der gesellschaftlichen Heterogenität verlangt. Im Sinne dieser Wechselseitigkeit ist es nicht mehr nur die Aufgabe des Individuums, sich zu integrieren und sich an bestimmte bestehende Strukturen anzupassen, sondern es ist die Pflicht der Gesellschaft und des Staates, Strukturen derart zu gestalten, dass das Recht des Einzelnen auf eine gleichberechtigte und selbstbestimmte Partizipation in allen Bereichen der Gesellschaft gewährleistet ist.

Die Befunde aus dem empirischen Material mit Fokus auf die Ressourcen von Flüchtlingskindern und -jugendlichen und auf ihren Beitrag zur Integration zeigen, dass sie über wichtige Stärken und Fähigkeiten verfügen, die aktiv ihr Einleben in ihrer neuen Lebenswelt fördern, und zwar in jeglichen Dimensionen des oben erläuterten theoretischen Integrationsmodells.

7.2.2   Kulturelle Integration

Auf der Ebene der kulturellen Integration zeigt sich aus den Erzählungen der jungen Geflüchteten, dass sie vielfältige eigenständige Anstrengungen unternehmen, um zügig und gut Deutsch zu lernen und sich endlich austauschen zu können. Sie gehen in Büchereien und leihen sich Bücher aus, sie lernen mit Hilfe von Youtube-Videos, Kindersendungen im Fernsehen, Übersetzungs-Apps, Wörterbüchern. Sie suchen auf eigene Faust nach Möglichkeiten, einen Deutschkurs zu besuchen, oder lernen unter Anleitung ihrer älteren Geschwister und Eltern bzw. mit Materialien, die ihre Lehrer*innen ihnen manchmal mitgeben. Es ist beeindruckend, wie aktiv und selbstständig die Kinder und Jugendlichen das Erlernen der deutschen Sprache anstreben. Viele Kinder und Jugendliche verbringen am Nachmittag nach der Schule viel Zeit mit Lernen (Bohn et al. 2016).

7.2.3   Strukturelle Integration

Für die Ebene der strukturellen Integration bringen geflüchtete Kinder zwei zentrale Ressourcen mit: Sie haben einen großen Lernwillen und eine hohe Bildungsaspiration. Ohne Ausnahme gehen alle Kinder und Jugendlichen nach eigener Aussage gerne und eigenmotiviert in den Kindergarten bzw. in die Schule. Einzelne Kinder und Jugendliche beschreiben vor dem Hintergrund ihrer Bildungsbiografie den Schulbesuch explizit als Chance. Sie möchten lernen, mit anderen Kindern zusammen sein und beschreiben Bildung als Voraussetzung dafür, dass sie ihre Wünsche für die Zukunft erfüllen können. Hierzu gehört, dass die Kinder und Jugendlichen, wenn sie nach ihren Berufswünschen gefragt werden, zumeist akademische Berufe benennen. In der Regel benennen sie Berufe, die in institutionellen Kontexten und Strukturen ausgeübt werden. Geflüchtete Kinder und Jugendliche verbinden mit ihrer Flucht nach Deutschland insofern auch die Hoffnung auf einen Statusaufstieg. Sie wissen und benennen in der Regel klar, dass das Erreichen ihrer beruflichen Ziele mit hohen Anstrengungen verbunden sein und lange dauern wird. Sie sind jedoch zuversichtlich, dass es ihnen gelingen wird, und drücken eine hohe Bereitschaft aus, sich hierfür einzusetzen (Bohn et al. 2016).

7.2.4 Soziale Integration

Auf der Ebene der sozialen Integration ist insbesondere die Kompetenz der geflüchteten Kinder und Jugendlichen, auf andere Kinder oder junge Menschen zuzugehen und Freundschaften zu schließen, hervorzuheben. Mit einigen wenigen Ausnahmen beschreiben geflüchtete Kinder und Jugendliche, dass sie Freund*innen gefunden haben. Nicht immer sind dies auch Kinder und Jugendliche ohne Migrationshintergrund und manche der geknüpften sozialen Beziehungen sind nicht frei gewählt, da sie aus den gegebenen Bedingungen in den Gemeinschaftsunterkünften resultieren. Dennoch beschreiben junge Geflüchtete, dass sie aktiv auf andere Kinder und Jugendliche zugehen und dass sie z. T. auch Anstrengungen unternehmen, um mit Freunden in Kontakt zu bleiben, die sich nunmehr an anderen Orten aufhalten. Ihren Lehrkräften und hauptamtlichen sowie ehrenamtlichen Betreuungspersonen bringen die Kinder und Jugendlichen hohes Vertrauen entgegen. Trotz der vielen Erfahrungen von Trennung und Kontaktabbrüchen, die die Kinder auch benennen, bewahren sie eine grundlegende Fähigkeit und Motivation, enge emotionale Bindungen einzugehen (Bohn et al. 2016).

7.2.5 Identifikatorische bzw. emotionale Integration

Auf der Ebene der identifikatorischen bzw. emotionalen Integration zeigen die Befunde, dass die Kinder und Jugendlichen vor dem Hintergrund ihrer individuellen Erlebnisse von Verfolgung, Bedrohung und Diskriminierung Deutschland als ein Land wahrnehmen, das ihnen nicht nur ein Leben in Sicherheit ermöglicht, sondern in dem gesellschaftliche Normen gelten, die sie persönlich wertschätzen und selbst leben wollen. So beschreiben vorwiegend ältere Kinder und Jugendliche, dass sie eine Abwesenheit von Willkür und Ausnutzung von Machtbefugnissen beobachten, dass sie Hilfsbereitschaft wahrnehmen und dass sie die Wahlfreiheit für ihr Leben als persönliche Chance erkennen. Je nach Lebenssituation trauern junge Geflüchtete selbstverständlich in unterschiedlicher Weise ihrer Heimat nach, dennoch formulieren nur wenige, dass sie zurück möchten. Kinder und Jugendliche thematisieren vielmehr häufig, dass sie das Leben in Deutschland mögen, sich mit den Formen der Lebensführung identifizieren können und daher hier bleiben möchten (Bohn et al. 2016).

7.3 Die Lebenswirklichkeit von geflüchteten Kindern und Jugendlichen umfasst Konstellationen „in subjektivem Wohlergeben" bis hin zu „ertragener Isolation und Ablehnung"

Junge Geflüchtete in NRW machen sehr unterschiedliche Erfahrungen in der ersten Zeit ihres Einlebens. Diese Unterschiede ergeben sich nicht ausschließlich aus den strukturellen Rahmenbedingungen ihres Alltags, also z. B. daraus, ob sie noch in Gemeinschaftsunterkünften oder bereits eigenständig wohnen oder ob die Kinder die Schule besuchen können, sondern sind multifaktoriell bedingt. Es lassen sich drei Gruppen von Lebenskonstellationen unterscheiden, die im Folgenden genauer ausgeführt werden.

7.3.1 Geflüchtete Kinder und Jugendliche im subjektiven Wohlergehen

Kinder und Jugendliche in dieser Gruppe von Geflüchteten zeichnen sich dadurch aus, dass sie ihr Leben in Deutschland als bessere Alternative zu ihrem Leben in ihrem Herkunftsland beschreiben, vergleichsweise unbeschwerte oder aus ihrer Sicht „normale" Alltagssituationen schildern und dem Gefühl Ausdruck geben, dass sie Gestaltungsmacht über ihre Zukunft haben. Zu dieser Gruppe gehören vor allem junge Geflüchtete, die mit ihren Familien zwischen sieben Monaten und fünf Jahren in Deutschland leben und bereits in eigene Wohnungen ziehen konnten. Es sind aber auch einzelne Kinder und Jugendliche in dieser Gruppe vertreten, die noch in Gemeinschaftsunterkünften untergebracht sind, und ehemalige unbegleitete minderjährige Geflüchtete, die inzwischen in Wohngemeinschaften leben. Diese schildern, dass sie sich sehr gut betreut fühlen, Freizeitangebote wahrnehmen können und in allen Belangen Unterstützung erhalten.

Allen diesen jungen Menschen ist gemeinsam, dass sie zur Schule gehen und Freude daran finden. Sie erleben Schule als Fortschritt und als Gelegenheitsstruktur, die sie ausbildet, ihnen aber auch Zugang zu neuen Optionen eröffnet, wie z. B. das Zusammensein mit anderen Kindern bei der Mittagsbetreuung oder den Erhalt von Unterstützung bei der Erledigung von Hausaufgaben. Alle Kinder und Jugendlichen in dieser Gruppe sind entweder in schulische oder außerschulische Zusatzaktivitäten eingebunden oder betreiben Sport in einem Verein.

Die jungen Geflüchteten benennen ferner, dass sie gute Freund*innen haben, und zwar nicht nur unter Kindern und Jugendlichen, die ebenfalls geflüchtet sind oder einen Migrationshintergrund haben, sondern auch zu Deutschen. Der Kontakt ergibt sich aus dem schulischen Kontext bzw. besuchten Sprachkursen, der Nachbarschaft sowie aus erweiterten Netzwerken wie eigenen Freunden oder Freunden der Eltern.

Auffällig in dieser Gruppe von jungen Geflüchteten ist, dass sie alle berichten, Hilfe und Unterstützung erhalten zu haben oder noch zu erhalten. Sie werden entweder von Sozialarbeiter*innen staatlicher oder zivilgesellschaftlicher Träger begleitet, von ehrenamtlich Engagierten oder sie erhalten individuelle Förderung durch Lehrkräfte, die sich über schulische Belange hinaus für sie einsetzen. Diese Hilfe erleben die geflüchteten jungen Menschen und ihre Familien als handfeste Unterstützung und Bestärkung, als wohlwollende Aufnahme sowie verlässliche Bindung und Sicherheit.

7.3.2 Versorgte, aber emotional belastete und eingeschränkte junge Geflüchtete

Zu dieser Gruppe gehören vorrangig unbegleitete minderjährige Geflüchtete, Kinder und Jugendliche, die in Gemeinschaftsunterkünften wohnen, und einige wenige junge Geflüchtete, die mit ihren Familien bereits in Wohnungen umziehen konnten. Ihre jeweilige Lebenskonstellation lässt sich entlang von drei Untergruppen differenziert beschreiben.

1. Die erste Untergruppe bilden junge Geflüchtete, die etwa seit sechs Monaten in Deutschland leben und die mit ihrer Unterbringung zufrieden sind, da sie – mit einer Ausnahme – bereits eigenständig wohnen können. Unter ihnen befinden sich auch mehrere unbegleitete minderjährige Geflüchtete im Alter zwischen 16 und 18 Jahren, die allerdings schildern, dass sie entweder mit diesem Alleinsein nicht gut zurechtkommen oder sich abgeschottet fühlen, und ihren Alltag als langweilig beschreiben. Alle Kinder und Jugendlichen in dieser Untergruppe haben sehr eingeschränkte emotional tragfähige Kontakte zu anderen jungen Menschen und gar keine Freundschaften mit jungen Deutschen. Sie benennen explizit, dass diese Situation sie belastet und sie sich nicht integriert fühlen.
2. Eine weitere Untergruppe bilden junge Geflüchtete, vorrangig aus Gemeinschaftsunterkünften, die aufgrund ihrer äußeren Lebensumstände Einschränkungen erleben, auch wenn sie auf helfende Personen zurückgreifen können und ihre Kontakte positiv beschreiben. Sie wohnen in Einrichtungen, die nicht über eine kindgerechte Ausstattung verfügen, und verbringen daher ihre Zeit nahezu ausschließlich in den Wohnräumen. Die Kinder schildern, dass sie nicht ungestört lernen oder sich zurückziehen können. Kinder und Jugendliche, die mit ihren Eltern bereits eigenständig, allerdings in beengten Verhältnissen wohnen, bedauern, dass sie keine Freunde einladen können. Zu dieser Untergruppe gehören auch Kinder, Jugendliche und ihre Familien, die gerade erst umgezogen sind und sich zurechtfinden müssen. Sie beschreiben, dass sie die gewohnten Angebote und Spielpartnerinnen und -partner vermissen und Probleme haben, sich hinsichtlich ihrer Freizeitgestaltung zu orientieren.
3. Als dritte Untergruppe sind schließlich unbegleitete minderjährige Geflüchtete zu identifizieren, die mit ihrer Unterbringung und Betreuung zufrieden sind, sich aber vor allem große Sorgen um ihre zurückgelassenen Familienmitglieder machen und die z. T. nicht wissen, wie es ihren Verwandten geht, weil sie keinen Kontakt zu ihnen haben. Diese jungen Menschen leiden darunter, dass sie hilflos sind, nichts für ihre Familie ausrichten können, und überlegen zuweilen, in ihr Heimatland zurückzukehren. Junge Geflüchtete in dieser inneren Notlage investieren sehr viel Zeit in ihre Bildung. Sie verbringen den Tag nahezu ausschließlich mit Lernen und nehmen kaum andere Aktivitäten wahr, auch wenn sie z. B. die Gelegenheit haben, einen Jugendtreff zu besuchen.

7.3.3 Geflüchtete Kinder und Jugendliche in „ertragener Isolation und Ablehnung"

Zu dieser Gruppe junger Geflüchteter gehören vor allem 17-jährige unbegleitete minderjährige Geflüchtete, die in Wohngruppen leben und die insbesondere schildern, dass sie über keine guten Beziehungen zu den sie Betreuenden bzw. zu ihren gesetzlichen Vormünder*innen verfügen. Sie fühlen sich auf sich selbst gestellt und berichten, dass diese Beziehungen ohne Vertrauen sind.

Sie beschreiben, dass sie das Gefühl haben, niemanden um Hilfe bitten zu können, oder dass Reaktionen auf ihre Bitten und Anfragen monatelang ausbleiben. Die Jugendlichen sehen sich zur Passivität gezwungen, verstehen Prozesse und Abläufe nicht, fühlen sich abhängig und sind in Sorge, weil sie wissen, dass sie die Einrichtungen, in denen sie wohnen, bei Erreichen der Volljährigkeit verlassen müssen. Zu dieser Situation von Unsicherheit und Verzweiflung kommt erschwerend hinzu, dass einige der unbegleiteten minderjährigen Geflüchteten gar keine Schule besuchen und sich isoliert fühlen. Andere wiederum haben zwar die Möglichkeit, Deutsch zu lernen und in die Schule zu gehen, sie fühlen sich dort jedoch als Geflüchtete in den Vorbereitungsklassen separiert oder z. T. gar ausgegrenzt.

Zu dieser Gruppe gehören schließlich auch junge Geflüchtete, die mit ihren Familien in Gemeinschaftsunterkünften wohnen und deren Eltern in ihrer Anwesenheit von massiven Diskriminierungen seitens der Ämter berichten. So würden Anfragen und Beschwerden nicht beachtet, erfolge eine Verweisung von einer Organisation zur anderen oder würden diese durchaus auch häufiger mit dem Hinweis kommentiert, dass die Familien auch in ihr Land zurückkehren könnten. Andere wieder formulieren deutlich, dass sie sich als abgelehnt und rechtlos empfinden. Die Familien wissen nicht, wer ihnen helfen könnte, sie fühlen sich isoliert und beschreiben ihre Kinder als aggressiv und sehr unglücklich.

Insgesamt zeigen die vorliegenden Befunde, dass eine pauschale Zuschreibung von Erfahrungen der Desintegration, des Autonomieverlustes und der regelhaften Traumatisierung bei jungen Geflüchteten auch ein „Labeling Prozess" sein kann, der geflüchtete junge Menschen grundsätzlich auf eine „Opferrolle" festschreibt. Ihre Kompetenzen und Strategien zur aktiven Bewältigung neuer Lebenssituationen, ihr Status als Nachbar*innen, Freund*innen, Schulkamerad*innen geraten hierbei schnell aus dem Blick.

7.4 Inklusive Wohlfahrtsansätze als Schlüssel zur Nutzung der Ressourcen und der Potenziale junger Geflüchteter

Werden hingegen die Befunde der Studie ernst genommen und die Ressourcen von geflüchteten jungen Menschen in den Mittelpunkt gestellt, so stellt sich die grundlegende Frage, wie Regelstrukturen der sozialen Versorgung dazu beitragen können, dass ihre Potenziale möglichst umfassend zur Entfaltung kommen können. Die Studie erbrachte im Ergebnis hierzu ein wechselseitiges Modell, das einerseits die Integration – verstanden als die ressourcenbasierte Leistung des Einlebens junger Geflüchteter – (innerer Kreis) und andererseits die Inklusion – verstanden als die Anpassungsleistung des strukturellen Leistungssystems, um gleichberechtigte und selbstbestimmte Partizipation in allen Bereichen der Gesellschaft zu gewährleisten – (äußerer Kreis) abbildet (Abb. 7.1).

Die Ergebnisse der Fokusgruppen-Interviews mit Fachexpert*innen, die mit jungen Flüchtlingen und ihren Familien arbeiten, zeigen Gestaltungsmöglichkeiten im institutionellen Regelsystem, um die Aufnahme junger Flüchtlinge in die deutsche Gesellschaft zu verbessern, also die Inklusionsbedingungen zu

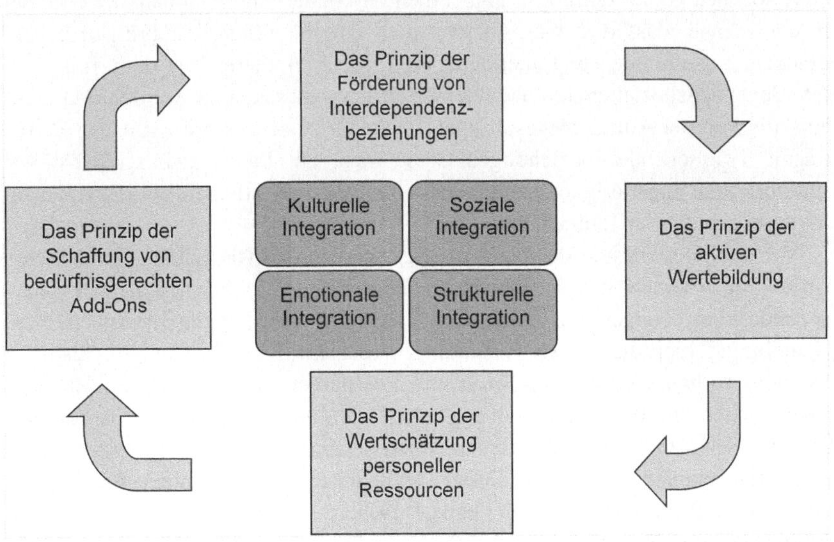

Abb. 7.1 Inklusive Leitprinzipien zur Beförderung der Ressourcen junger Geflüchteter. (Quelle: Autor*innen ©)

befördern. Die Befunde lassen sich vier Leitprinzipien zuordnen. Sie werden unter der von den Fachkräften bestätigten Prämisse formuliert, dass das Regelsystem in Deutschland prinzipiell leistungsfähige fachliche Angebote vorhält, um die Integration geflüchteter Minderjähriger zu befördern. Dies bedeutet nicht, dass junge Geflüchtete keine Benachteiligungen erfahren und es nicht auch an unterschiedlichen Stellen einer Systemkorrektur bedarf (Robert Bosch Expertenkommission zur Neuausrichtung der Flüchtlingspolitik 2016). Die vier Leitprinzipien werden in den folgenden Abschnitten erläutert.

7.4.1 Das Prinzip der Förderung von Interdependenzbeziehungen

Die befragten Kinder und Jugendlichen bringen häufig zum Ausdruck, dass sie den Wunsch haben, in aktive wechselseitige Nahbeziehungen zu treten. Sie wünschen sich und gestalten Beziehungen und Freundschaften zu anderen – ansässigen und zugewanderten – Menschen und sie formulieren auch häufig, dass es ihnen ein Anliegen ist, erfahrene Hilfe aktiv erwidern zu können. Dies verdeutlicht das Bedürfnis der jungen Menschen, eine aktive Rolle in der Gestaltung ihrer sozialen Nahbeziehungen einnehmen zu können und Resonanz zu erfahren in dem Sinne, dass das, was sie und auch ihre Familien einzubringen haben, gesehen, angenommen und anerkannt wird. Sie formulieren das Bedürfnis nach Interdependenzbeziehungen, nach der Erfahrung, gebraucht zu werden und nicht einseitig von der Aufnahmegesellschaft abhängig zu sein. Nach Kronauer (2010) tragen Interdependenzbeziehungen wesentlich zu Statusgewinn, Selbstbildstärkung und Zugehörigkeitsgefühl und somit zu wesentlichen Voraussetzungen für gesellschaftliche Teilhabe bei.

Vor dem Hintergrund der identifizierten Ressourcen von jungen Geflüchteten ist es im Rahmen des Regelsystems notwendig, die Förderung von Interdependenzbeziehungen von jungen Geflüchteten frühzeitig und aktiv zu betreiben. Gemeint ist hier die aktive Gestaltung wechselseitiger Verhältnisse, also die Nutzung vorhandener Kompetenzen und Ressourcen von geflüchteten Kindern, Jugendlichen und ihren Familienmitgliedern im Sinne des Gemeinschaftsaufbaus und die Schaffung der notwendigen Voraussetzungen für eine selbstbestimmte Teilnahme an der Gemeinschaft. Junge Geflüchtete und ihre Familien sollten nicht allein in die Rolle von „Hilfenehmenden" isoliert werden, sondern frühzeitig von Fachkräften und Hilfesystemen als autonome Akteur*innen gestärkt werden. Dies erfordert Möglichkeiten zu bieten, Gemeinschaft freiwillig und aktiv z. B. als Sprachpartner*innen, als Vermittler*innen und Multiplikator*innen oder auch als Mitarbeiter*innen in Einrichtungen etc. mitzugestalten.

7.4.2 Das Prinzip der Schaffung von bedürfnisgerechten Add-ons

Die Integrationschancen junger Geflüchteter werden häufig durch bestimmte Beschulungs- und die Unterbringungspraxen stark beschränkt. Vorbereitungskurse für junge Flüchtlinge werden z. B. in der Regel über einen längeren Zeitraum hinweg ausschließlich unter Berücksichtigung des Merkmals „Asylbewerber" gebildet, d. h. ohne Berücksichtigung ihres Alters, Bildungsstandes oder Herkunftslandes. Kinder und Jugendliche erfahren dadurch eine massive Einschränkung beim Aufbau sozialer Beziehungen zu Einheimischen. Sie fühlen sich aufgrund ihres „Migrantenstatus" getrennt und isoliert. Ebenso sind getrennte Wohnformen eine massive Einschränkung für den Kontakt mit Einheimischen.

Junge Flüchtlinge unterliegen sehr heterogenen Lebensumständen. Daher besteht neben einer normalen und kontinuierlichen Wohlfahrtsversorgung im Bildungs- und Pflegebereich ein Bedarf an flexiblen und individualisierten Dienstleistungen. Es ist jedoch nicht notwendig, ein versäult auf die Versorgung von Geflüchteten ausgerichtetes Sozialsystem zu gestalten. Das Sozialsystem sollte vielmehr bedarfsorientierte Add-ons, d. h. Unterstützungsmechanismen innerhalb der etablierten Wohlfahrtsstrukturen für bestimmte Bedürfnisse, entwickeln und umsetzen. Ein Beispiel dafür ist die Beschulung im Regelunterricht mit zusätzlichen Sprachangeboten für junge Geflüchtete und/oder Tandems, Patenmodelle o. Ä. mit gleichaltrigen deutschsprachigen Mitschüler*innen. Voraussetzung hierfür ist die Herausbildung eines Unterstützungssystems im Sinne einer abgestimmten Gesamtstrategie, das ein koordiniertes Zusammenwirken aller notwendigen Akteur*innen des Regelsystems sicherstellt. Erst wenn die Leistungsfähigkeit aller lokal vorhandenen und zugänglichen Angebote und Dienste zusammengedacht und verwoben ist, sollten zielgruppenspezifische Zusatzleistungen bedarfsgerecht angedacht werden und entstehen.

7.4.3 Das Prinzip der aktiven Wertebildung

Die Befunde der Interviews zeigen, dass geflüchtete Kinder und Jugendliche sich intensiv mit Werten auseinandersetzen. Sie formulieren sowohl einen subjektbezogenen Wertekanon darüber, wie ein „guter Mensch" sein sollte, als auch Wahrnehmungen zum gelebten gesellschaftlichen Wertekonsens. Deutschland wird in der Regel als Gesellschaft wahrgenommen, in der Werte und Normen gelten, die ihnen zunächst ein Leben in Sicherheit ermöglichen und sie wertschätzen. Jugendliche erklären, dass sie eine Abwesenheit von Willkür und Ausnutzung von

Machtbefugnissen beobachten, Hilfsbereitschaft wahrnehmen und die Wahlfreiheit für ihr Leben als persönliche Chance erkennen (Bohn et al. 2016). Zugleich formulieren Fachkräfte Unsicherheiten im Umgang mit kultureller Diversität, aber insbesondere Überforderung bei der Auseinandersetzung mit unterschiedlichen Wertekanons und deren Wahrnehmung. Regelmäßig handelt es sich hierbei um die Themen „Diskriminierung", „Gleichberechtigung der Geschlechter", „Gewaltfreiheit" oder auch „Akzeptanz von Vielfalt". In ihrem Arbeitsalltag haben Fachkräfte selten die Gelegenheit, Grenzüberschreitungen zu thematisieren, zu reflektieren oder gar sich zusammen mit Geflüchteten mit der Wertebildung auseinanderzusetzen.

Ohne aktive Wertebildung verstanden als Prozess des Dialogs und der Aushandlung können Kinder und Jugendliche nur bedingt in eine aktive und selbstbestimmte Auseinandersetzung mit ihrer Umwelt treten. Benötigt werden daher Ansätze, die die Wertebildung in Einrichtungen der Kinder- und Jugendhilfe sowie Bildungsinstitutionen fest verankern. Gemeint sind Verfahren wie z. B. interkulturell erweiterte Kita-Verfassungen, Anti-Bias-Ansätze zur Herausbildung der Vorbildfunktion von Pädagog*innen oder übergeordnete didaktische Ansätze an Schulen wie Wertklärungsmodelle. Der gegenseitige Austausch über Werte ist die Grundlage für den Aufbau von Bindungen und gegenseitiges Vertrauen sowie zur Sicherung der demokratischen Kompetenzen und Orientierung aller Beteiligten.

7.4.4 Das Prinzip der Wertschätzung personeller Ressourcen

Fachkräfte der Regeleinrichtungen verfügen in der Regel über eine gute Qualifizierung und engagieren sich aktiv für das Wohlergehen und die Entwicklung junger Geflüchteter. Viele Fachkräfte, aber auch ehrenamtlich Engagierte, berichten jedoch auch von einer Situation der Überforderung (wie u. a. durch die Funktion als Informationsdrehpunkt zu verschiedenen Alltagsthemen, der Begegnung mit unbekannten Deutungsmustern, den Umgang mit intransparenten Entscheidungen der Verwaltungen etc.). Hinzu kommen aufbrechende Team- oder Kooperationskonflikte mit weiteren engagierten Akteur*innen, weil kein Austausch bzw. Konsens über den Umgang mit den Herausforderungen gefunden werden kann. Fachkräfte berichten davon, dass es für sie belastend ist, eher „zu reagieren als zu agieren" oder „aus dem Bauch heraus" zu handeln. Darüber hinaus sind gute Erfahrungen mit Behörden und Institutionen ein wichtiger Faktor, damit sich Geflüchtete auch zukünftig wieder an sie wenden. Neben der grundsätzlichen Erfahrung von institutioneller Unterstützung wird der positive Effekt auf das Einleben verstärkt, wenn persönliche und vertrauensvolle Beziehungen zwischen jungen Geflüchteten und ihren erwachsenen Bezugspersonen in Unterkünften, Spielgruppen, Kindergärten und Schulen gelingen. Oftmals, so die Befunde, sind diese Beziehungen und die geknüpften Netzwerke sogar entscheidend für den Zugang zu relevanten und notwendigen Informationen (Bohn et al. 2016).

Die Wertschätzung und Aufrechterhaltung dieser personellen professionellen Ressourcen, aber auch der ehrenamtlich Tätigen, ist eine wichtige Voraussetzung einer förderlichen Arbeit mit jungen Geflüchteten. Fachkräfte benötigen Anerkennung, zielgerichtete Weiterqualifizierungen sowie ggf. auch stützende Maßnahmen wie Supervision und Angebote des Gesundheitsmanagements. Dies gilt nicht nur für Institutionen der Sozialen Arbeit, sondern auch für Mitarbeiter*innen der Verwaltung.

Literatur

Alicke, T., Eichler, A., & Laubstein, C. (2015). Inklusion. Grundlagen und theoretische Verortung. In Arbeiterwohlfahrt Bundesverband e. V. & Institut für Sozialarbeit und Sozialpädagogik e. V. (Hrsg.), *Inklusive Gesellschaft. Teilhabe in Deutschland* (S. 27–44). Baden-Baden: Nomos.

Berthold, T. (2014). In erster Linie Kinder – Flüchtlingskinder in Deutschland. Köln: Deutsches Komitee UNICEF e. V. https://www.unicef.de/blob/56282/fa13c2eefcd41d-fca5d89d44c72e72e3/ar037-fluechtlingskinder-in-deutschland-unicef-studie-2014-data.pdf. Zugegriffen: 20. März 2019.

Bohn, I., Landes, B., Seddig, N., & Warkentin, S. (2016). *„Ich brauche hier nur einen Weg, den ich finden kann." Ankommen und Einleben in NRW aus der Sicht geflüchteter Kinder und Jugendlicher*. Frankfurt a. M.: Eigenverlag.

Bundesfachverband unbegleitete minderjährige Flüchtlinge e. V., & Deutsches Komitee für UNICEF e. V. (2016). Factfinding zur Situation von Kindern und Jugendlichen in Erstaufnahmeeinrichtungen und Notunterkünften. Zusammenfassender Bericht, November 2015–Januar 2016, Köln. https://www.unicef.de/blob/106516/d0912061605d9a839102b-c34cfae0ba2/unicef-bumf-factfinding-fluechtlingskinder-2016-data.pdf. Zugegriffen: 12. Juli 2016.

El-Mafaalani, A., & Toprak, A. (2011). *Muslimische Kinder und Jugendliche in Deutschland, Lebenswelten – Denkmuster – Herausforderungen*. Berlin: Konrad-Adenauer-Stiftung e. V.

Heckmann, F. (2015). *Integration von Migranten. Einwanderung und neue Nationenbildung*. Wiesbaden: Springer VS.

Kleist, J. O. (2016). Was kann Flüchtlingsforschung leisten? Perspektiven und Herausforderungen eines nicht nur aktuellen Forschungsfeldes. *Forschung & Lehre, 23*(1), 28–29.

Kronauer, M. (2010). Inklusion – Exklusion. Eine historische und begriffliche Annäherung an die soziale Frage der Gegenwart. In M. Kronauer (Hrsg.), *Inklusion und Weiterbildung. Reflexionen zur gesellschaftlichen Teilhabe in der Gegenwart. Theorie und Praxis der Erwachsenenbildung* (S. 24–58). Bielefeld: Bertelsmann.

Robert Bosch Expertenkommission zur Neuausrichtung der Flüchtlingspolitik (Hrsg.). (2015). Themendossier Zugang zu Bildungseinrichtungen für Flüchtlinge: Kindertagesstätten, Schulen und Hochschulen. Gütersloh: Robert Bosch Stiftung. https://www.bosch-stiftung.de/sites/default/files/publications/pdf_import/Kommissionsbericht_Fluechtlingspolitik_Bildung.pdf. Zugegriffen: 20. März 2019.

World Vision Deutschland, & Hoffnungsträger Stiftung (Hrsg.). (2016). Angekommen in Deutschland – Wenn geflüchtete Kinder erzählen. Friedrichsdorf: Eigendruck. https://www.hoffnungstraeger.de/fileadmin/News/WorldVisionStudie_Online.pdf. Zugegriffen: 20. März 2019.

Psychosoziale Lage und gesellschaftliche Teilhabe von LSBTI-Geflüchteten in Deutschland – Forschungsstand und Anwendungsmöglichkeiten für die Jugendhilfe

8

Jasmine Golembe, Birgit Leyendecker und Julian Busch

Zusammenfassung

Obgleich die sexuelle Orientierung oder geschlechtliche Identität Motive zur Flucht darstellen, ist derzeit unklar, auf wie viele Geflüchtete in Deutschland dies zutrifft. Es ist jedoch anzunehmen, dass zwischen 2015 und 2017 auch viele LSBTI-Geflüchtete (Lesben, Schwule, Bisexuelle, Transsexuelle und intergeschlechtliche Menschen) nach Deutschland eingereist sind. Bestehende Forschung weist darauf hin, dass sowohl für Geflüchtete als auch für Angehörige der LSBTI-Community erhöhte Risiken für psychische Störungen und Diskriminierungserfahrungen bestehen. Ziel des vorliegenden Kapitels ist, eine Übersicht zu der bisherigen Forschung zu LSBTI und Flucht mit einem Fokus auf psychosozialen Belastungen und Ressourcen zu geben. Ausgehend von Theorien zur Intersektionalität und dem Minoritätenstressmodell werden

J. Golembe (✉) · B. Leyendecker · J. Busch
Fakultät für Psychologie, Interdisziplinäres Zentrum für Familienforschung/Child and Family Research, Ruhr-Universität Bochum, Bochum, Deutschland
E-Mail: jasmine.golembe@ruhr-uni-bochum.de

B. Leyendecker
E-Mail: birgit.leyendecker@ruhr-uni-bochum.de

J. Busch
E-Mail: julian.busch@rub.de

© Springer Fachmedien Wiesbaden GmbH, ein Teil von Springer Nature 2019
K. Nowacki und S. Remiorz (Hrsg.), *Junge Geflüchtete in der Jugendhilfe,* Edition Centaurus – Jugend, Migration und Diversity,
https://doi.org/10.1007/978-3-658-26777-3_8

Erfahrungen von LSBTI-Geflüchteten in Aufenthaltsländern in Beziehung zu psychischer Belastung gestellt. Als Integration beider Ansätze wird ein intersektionales Stressorenmodell als theoretisches Rahmenmodell vorgeschlagen. Es wird auf die Notwendigkeit weiterer empirischer Forschung zu den Erfahrungen von LSBTI-Geflüchteten hingewiesen.

8.1   Einleitung

Zwischen 2015 und 2017 sind circa 1,3 Mio. Menschen in Deutschland eingereist, wovon der überwiegende Anteil als Flüchtling oder subsidiär schutzberechtigt anerkannt wurde (Bundesamt für Migration und Flüchtlinge 2019). Ein Anliegen der psychologischen Forschung ist die Identifikation von besonders vulnerablen Gruppen, um diese zu schützen und spezifisch zu unterstützen. Eine aktuelle Studie konnte bereits zeigen, dass vor allem junge Kinder mit Fluchthintergrund eine besonders vulnerable Gruppe darstellen (Buchmüller et al. 2018). Weniger beachtet wurden in der psychologischen Forschung bislang LSBTI-Geflüchtete.

Es kann davon ausgegangen werden, dass LSBTI-Geflüchtete eine besonders vulnerable Gruppe darstellen, die aufgrund ihrer doppelten Zugehörigkeit zu zwei Minderheiten (LSBTI und Geflüchtete) einem erhöhten Risiko ausgesetzt ist, Mehrfachdiskriminierungen zu erfahren und unter den psychischen Folgen dieser zu leiden. Bisher gibt es insbesondere im deutschsprachigen Raum wenig Forschung zu der Intersektion von LSBTI und Flucht. Daher stützt sich der aktuelle Forschungsstand im deutschen Sprachraum vorwiegend auf Einschätzungen von Praxisakteur*innen, die mit LSBTI-Geflüchteten arbeiten. So schätzt der Arbeiter-Samariter-Bund NRW (2017) den Anteil von LSBTI-Geflüchteten auf etwa 5 % und stuft sie gleichzeitig als „besonders schutzbedürftig" ein. Bisherige Forschung sowohl zur LSBTI-Community innerhalb Deutschlands als auch zu Geflüchteten zeigt, dass beide Gruppen ein erhöhtes Risiko für psychische Störungen haben und dass dies unter anderem mit Diskriminierungserfahrungen in Verbindung gebracht wird. Bezüglich der Jugendhilfe, der in diesem Handbuch besondere Aufmerksamkeit gewidmet wird, lässt sich sagen, dass LSBTI-Jugendliche mit Fluchthintergrund eine vulnerable Gruppe darstellen, deren spezifische Herausforderungen genauer erforscht werden sollten.

8.2 Theoretischer Hintergrund: Erklärungsansätze für die Erfahrungen von LSBTI-Geflüchteten

8.2.1 Intersektionalität

Das Konzept der Intersektionalität wurde von Kimberlé Crenshaw entwickelt, um zu beschreiben, dass Diskriminierungserfahrungen durch die Zugehörigkeit zu verschiedenen, sich überkreuzenden Identitäten erklärt werden können. In ihren Artikeln beschreibt Crenshaw, wie die Diskriminierungserfahrungen schwarzer Frauen sich von den Erfahrungen sowohl weißer Frauen als auch schwarzer Männer unterscheiden, da sich die Zugehörigkeit zu verschiedenen Minderheiten nicht additiv auswirkt, sondern miteinander interagiert (Crenshaw 1989, 1991). Die Theorie der Intersektionalität kann genutzt werden, um das Zusammenspiel verschiedener Identitäten zu erklären, wie in diesem Fall die Zugehörigkeit zu der Minderheit der LSBTI-Community als auch der Geflüchteten-Community in Deutschland. Hierbei ist auch zu beachten, dass die Effekte der Zugehörigkeit zu verschiedenen Minderheiten nicht zwangsläufig abhängig, sondern vielmehr interdependent sind, sich also gegenseitig auch noch beeinflussen können (Bowleg 2008). Teilweise wird das daraus folgende Konzept der Mehrfachzugehörigkeit bereits in Befragungen genutzt, z. B. um die Diskriminierungserfahrungen von LSBTI-Migrant*innen in Deutschland besser verstehen zu können (vgl. LesMigraS 2012).

8.2.2 Minoritätenstress

Meyer (1995, 2003) entwickelte das Minoritätenstress-Modell (im Englischen *minority stress*), um die Auswirkungen von Diskriminierungserfahrungen auf die psychische Gesundheit von homosexuellen Männern zu beschreiben. Gemäß dem Modell leben sexuelle Minderheiten in einer heteronormativen Gesellschaft, wodurch ihr Status als sexuelle Minderheit zu permanentem Stress führen kann. Es werden drei Arten von Minoritätenstress unterschieden: 1) internalisierte Homophobie, also die Aufnahme der negativen Einstellung gegenüber Homosexuellen in das Selbstbild, 2) die Erwartung von Diskriminierung und Ablehnung durch Mitglieder der Gesellschaft, 3) tatsächliche Diskriminierungs- und Gewalterfahrungen. Diese drei Komponenten stehen mit vermehrten psychischen Symptomen in Zusammenhang. Insbesondere internalisierte Homophobie wurde in vielen Studien bereits genutzt, um zu erklären, warum sexuelle

Minderheiten häufiger von psychischen Symptomen berichten (Newcomb und Mustanski 2010; Sattler et al. 2017). Da LSBTI-Geflüchtete zu (mindestens) zwei Minderheiten in Deutschland gehören, wäre es denkbar, dass die psychologischen Auswirkungen von Minoritätenstress in dieser Population besonders gravierend sind. Gemeinsam mit dem Konzept der Intersektionalität kann das Minoritäten-stress-Modell als theoretischer Rahmen genutzt werden, um die Erfahrungen von jungen LSBTI-Geflüchteten zu beschreiben.

8.3 Stand der bisherigen Forschung zu LSBTI und Flucht

8.3.1 Prä-Migrationserfahrungen von LSBTI-Geflüchteten

Gleichgeschlechtliche Lebensweisen werden heute noch in 72 Ländern krimi-nalisiert, davon in acht Ländern mit der Todesstrafe. Gerade in der arabischen Welt werden LSBTI in vielen Regionen kriminalisiert, sodass sie neben Geld-strafen auch mehrere Jahre Gefängnis oder öffentliches Auspeitschen fürchten müssen (Carroll und Mendos 2017). Viele dieser nationalen Gesetze berufen sich auf die Scharia, das islamische Gesetz, das Homosexualität gemäß seiner Aus-legung verbietet. Diese Lesart spiegelt sich auch in sozialen Normativen von Partnerschaft und sexueller Orientierung wider. So stehen Abweichungen von der heteronormativen Lebensweise und binären Geschlechtsidentität in vielen Herkunftsländern unter Strafe und werden moralisch verachtet. In vielen Regio-nen begegnen LSBTI-Menschen Ablehnung, Diskriminierung und zum Teil auch massiver körperlicher oder sexualisierter Gewalt. In mehreren Studien wird betont, dass LSBTI-Geflüchtete insbesondere aufgrund von Gewalt- und Dis-kriminierungserfahrungen zu ihrer eigenen Sicherheit aus den Herkunftsländern fliehen (Alessi et al. 2016; Cheney et al. 2017). Dies kann sowohl unmittelbar durch ihre sexuelle Orientierung oder geschlechtliche Identität, durch Krieg und Instabilität oder durch gesellschaftliche und politische Veränderungen infolge von Konflikten begründet sein.

8.3.2 Diskriminierungserfahrungen von LSBTI-Geflüchteten in der Postmigrationsphase

Bisherige Forschung zur Diskriminierung von LSBTI-Geflüchteten und Neu-zugewanderten konzentriert sich vor allem in Nordamerika. Bisher gibt es nur eine Übersichtsarbeit zu den Post-Migrationserfahrungen von lesbischen und schwulen Zugewanderten (Fournier et al. 2018). Jedoch schließen die Autor*innen dieser Arbeit intersektionale Forschung zu Geflüchteten explizit aus, weshalb eine direkte Übertragung der Erkenntnisse auf LSBTI-Geflüchtete nur eingeschränkt möglich sein könnte.

Insgesamt ist davon auszugehen, dass die Zugehörigkeit zu (mindestens) zwei Minderheiten mit einer erhöhten Vulnerabilität für Diskriminierungserfahrungen einhergeht. So stellen Munro et al. (2013) beispielsweise in ihrer Studie heraus, dass LSBTI-Geflüchtete in Kanada von Homophobie und Rassismus berichten, vor allem auf individueller Ebene (innerhalb der ansässigen LSBTI-Community und ebenso in ihrer Herkunftscommunity) sowie durch Institutionen. Zudem berichten LSBTI-Geflüchtete von vermehrten Problemen, Arbeit im Zielland zu finden, und sehen sich häufig zusätzlich belastet, ihre sexuelle Orientierung im Asylprozess zu beweisen. Die Autor*innen folgern, dass LSBTI-Geflüchtete nach ihrer Flucht auch weiterhin systematischer Unterdrückung ausgesetzt sind.

Bisher gibt es nur wenige Studien zur Lage von LSBTI-Geflüchteten in Europa. Eine aktuelle Arbeit bezieht sich auf die psychosoziale Lage von LSBTI-Geflüchteten in Wien und Amsterdam (Alessi et al. 2018a, b). Befragte berichten von Diskriminierung durch Mitglieder des Herkunftslandes, insbesondere aufgrund ihrer Herkunft, Religion und ihrem Status als „geflüchtet". Gleichzeitig wurde auch Diskriminierung durch andere Geflüchtete aufgrund ihrer Zugehörigkeit zur LSBTI-Community benannt, wodurch ihr Zugang zu Bildungs- und Integrationsangeboten als eingeschränkt beschrieben wurde. So schildern Studienteilnehmer*innen beispielsweise, dass sie in Sprachkursen von anderen Geflüchteten beschimpft oder bedroht werden, jedoch keine Möglichkeit hatten, einen anderen Kurs zu besuchen. In einer weiteren Studie legen LSBTI-Geflüchtete dar, ihre sexuelle Orientierung oder Geschlechtsidentität zur Vermeidung von Gewalterfahrungen vor anderen Geflüchteten verbergen zu müssen, insbesondere wenn sie in Sammelunterkünften lebten. LSBTI-Geflüchteten berichteten, dass sich ihre Situation im Vergleich zur Prä-Migrationsphase nur wenig verbessert habe (Alessi et al. 2018a, b). In derselben Studie zeigte sich auch, dass es insbesondere für trans* Geflüchtete schwer bis nahezu unmöglich ist, ihre Geschlechtsidentität bzw. ihren Geschlechtsausdruck zu verbergen, weshalb sie vermehrt Diskriminierungs- und Gewalterfahrungen in Unterkünften für Geflüchtete ausgesetzt sind. Es ist naheliegend, dass LSBTI-Geflüchtete, die mit ihrem Geschlechtsausdruck sichtbar von einer sozialen Norm abweichen, besonders vulnerabel und somit besonders schutzbedürftig sind.

LSBTI-Geflüchtete haben bereits vor der Flucht ein erhöhtes Risiko, traumatischen Erfahrungen ausgesetzt zu sein. Studien zur Postmigrationsphase weisen jedoch in eine ähnliche Richtung – ihr Risiko ist ebenfalls erhöht, weitere Gewalt und Diskriminierung in den vermeintlich „sicheren" Zielländern zu erleben.

8.3.3 Determinanten der psychischen Gesundheit von LSBTI-Geflüchteten

Neben potenziell traumatischen Erfahrungen erhöhen Schwierigkeiten bei der Niederlassung in Deutschland sowie die Unsicherheit des Asylverfahrens das Risiko von Geflüchteten, psychische Störungen zu entwickeln. Grundsätzlich scheint die Prävalenz psychischer Erkrankungen bei Geflüchteten im Vergleich zur Allgemeinbevölkerung deutlich erhöht (Bundespsychotherapeutenkammer 2015). Nach Ankunft in dem jeweiligen Zielland berichteten LSBTI-Geflüchtete vermehrt von Depressionen, Angst, traumatischem Stress, gesteigertem Drogen-konsum sowie Suizidgedanken (Alessi 2016; Cerezo 2016; Hopkinson et al. 2017; Rhodes et al. 2013; Yamanis et al. 2018).

Sexuelle Identität und Geschlechtsidentität
Geflüchtete aus der LSBTI-Community gehörten bereits vor ihrer Flucht auf-grund ihrer sexuellen Orientierung bzw. ihrer Geschlechtsidentität oftmals zu einer marginalisierten Gruppe. Viele von ihnen verbergen ihre sexuelle Orien-tierung oder Geschlechtsidentität für lange Zeit vor Familienmitgliedern und Freund*innen, was zu einem enormen Leidensdruck führen kann. Das öffentli-che Ausleben der persönlichen Geschlechtsidentität bzw. sexuellen Orientierung hingegen führt andererseits oft zum Verlust der sozialen Unterstützung (Cerezo et al. 2014). Eine Studie zu deutschen schwulen und bisexuellen Männern weist darauf hin, dass mehr Diskriminierungserfahrungen und die Erwartungshaltung, von anderen abgelehnt zu werden, mit mehr psychischen Problemen einhergehen (Sattler und Christiansen 2017).

Coming-out
Eine zusätzliche Belastung für die psychische Gesundheit stellt das Coming-out von jungen LSBTI-Geflüchteten dar. Coming-out wird häufig als ein Ent-wicklungsprozess gesehen, in dem sich LSBTI-Personen zunächst ihrer sexuellen Orientierung oder Geschlechtsidentität bewusstwerden (inneres Coming-out) und diese dann (unter Umständen) gegenüber ihrer Umwelt offenlegen (äußeres Coming-out; Krell und Oldemeier 2015). Aufgrund von erlebter Homo- bzw. Transphobie kann es für junge LSBTI-Geflüchtete kompliziert bzw. abweichend sein, sich zu „outen", und auch mit dem Risiko einhergehen, dass sie aus ihrer

Familie ausgeschlossen werden. Zudem ist das hier beschriebene „Coming-out"
ein eher westliches Phänomen, für welches es in manchen Herkunftsländern keinen Raum gibt. In westlichen Ländern wird dem Coming-out großes Gewicht
beigemessen und es wird als Teil eines normativen Entwicklungsprozesses von
Kindern und Jugendlichen zur geschlechtlichen oder sexuellen Identitätsbildung
diskutiert (Calzo et al. 2011). In diesem Zusammenhang muss aber auch bedacht
werden, dass die Kinder und Jugendlichen selbst häufig immer noch Angst vor
allem vor dem innerfamiliären Outing haben (Antidiskriminierungsstelle des
Bundes 2017). Dies ist für viele LSBTI-Geflüchtete zunächst nicht naheliegend,
vermutlich scham- und angstbehaftet und möglicherweise auch gefährlich. In
der Übersichtsarbeit von Fournier et al. (2018) zeigt sich, dass ein Coming-out
im näheren Umfeld für lesbische und schwule Zugewanderte häufig nicht möglich ist. Daher scheint es sinnvoll, insbesondere für Praxisakteur*innen, die
Annahme zu überdenken, LSBTI-Geflüchtete sollten sich zwangsläufig in ihrem
Umfeld outen (Fournier et al. 2018). Eine qualitative Studie weist darauf hin,
dass Zeitpunkt oder Umstände eines Coming-outs im Asylprozess Risikofaktoren
für die psychische Gesundheit sind. Hierbei scheint ein „zu frühes" Coming-out
besonders belastend (Kahn und Alessi 2017). Auch in der Studie von LesMigraS
(Antigewalt- und Antidiskriminierungs-Bereich der Lesbenberatung Berlin e. V.
2012) zeigt sich, dass ein Coming-out für Personen mit Zugehörigkeit zu mehreren Minderheiten häufig erschwert ist.

Religiosität
Die Bedeutung von Religiosität für LSBTI-Geflüchtete ist bisher unklar. Einerseits könnte es sein, dass Religiosität ein protektiver Faktor für das psychische
Wohlbefinden von jungen LSBTI-Geflüchteten ist. Gleichzeitig könnte Religiosität auch ein Vulnerabilitätsfaktor für ihr Wohlbefinden sein. Es gibt erste Hinweise darauf, dass Religiosität positive Auswirkungen haben kann, sofern die
eigene Geschlechtsidentität bzw. sexuelle Orientierung mit dem persönlichen
Glauben in Einklang gebracht werden kann. Jedoch gibt es in derselben Studie
auch Anzeichen dafür, dass Religion für manche LSBTI-Geflüchtete mit Angst
und einem Gefühl der Entfremdung von der Herkunftsgesellschaft einhergehen
kann. In diesem Fall wird Religion eher als Stressor beurteilt (Kahn 2015b).

Minoritätenstress
Einige LSBTI-Geflüchtete haben in Deutschland zum ersten Mal die Möglichkeit,
ihre sexuelle Identität frei auszuleben. Dies kann jedoch auch zu Erfahrungen
von Minoritätenstress führen, da manche Personen es gewöhnt sind, ihre sexuelle
Orientierung oder Geschlechtsidentität zu verheimlichen. Auf diese Weise kann

es auch passieren, dass LSBTI-Geflüchtete im Zielland zum ersten Mal mit offenen Diskriminierungserfahrungen konfrontiert werden (Kahn et al. 2018). Dies wiederum könnte hinderlich sein bei der Verarbeitung von Erfahrungen der Prä- und Perimigrationsphase sowie beim Adaptationsprozess im Aufenthaltsland und die psychische Gesundheit negativ beeinflussen. Im Rahmen des Minoritätenstressmodells könnte auch internalisierte Homophobie einen Einfluss auf das Wohlbefinden von LSBTI-Geflüchteten haben. In einer Studie wurde festgestellt, dass internalisierte Homophobie in solchen Ländern erhöht ist, in denen LSBTI weniger Rechte haben und dort auch häufiger diskriminiert werden (Berg et al. 2017). Es ist naheliegend, dass LSBTI-Geflüchtete dann auch erhöhte Ausprägungen internalisierter Homophobie aufweisen, d. h., dass sie sich selbst – und möglicherweise auch andere – für ihre geschlechtliche Identität oder sexuelle Orientierung verachten. Wenn junge LSBTI-Geflüchtete vor, während und nach der Flucht Diskriminierung aufgrund ihrer sexuellen Orientierung oder geschlechtlichen Identität erleben, ist es wahrscheinlich, dass die internalisierte Homophobie persistiert – auch ungeachtet der Tatsache, dass sich ihre soziopolitische Lage durch die Flucht grundsätzlich verbessert.

Resilienzfaktoren

Trotz der vermutlich erhöhten Prävalenz von psychischen Symptomen gibt es bereits einige Forschung zu Resilienzfaktoren zur Stärkung der psychischen Gesundheit LSBTI-Geflüchteter. Es gibt Anzeichen dafür, dass die Anbindung an LSBTI-Organisationen ebendiesen Geflüchteten ein Gefühl der Zugehörigkeit geben kann (Alessi et al. 2018a, b). So könnten soziale Unterstützung und bereitgestellte Ressourcen durch die ansässige LSBTI-Community positive Effekte auf die psychische Gesundheit von LSBTI-Geflüchteten haben (Cerezo 2016; Hwahng et al. 2018). In einer Studie zu LSBTI-Geflüchteten beschreibt Alessi (2016) die zwei folgenden protektiven Strategien: 1) Unterstützungsangebote nutzen (besonders juristische Beratungen) und 2) sich selbst für die Community engagieren. Auch für den deutschsprachigen Raum gibt es Hinweise darauf, dass der Zusammenhang zwischen Minoritätenstress und psychischen Problemen bei homosexuellen Männern durch soziale Unterstützung gemindert werden kann (Sattler et al. 2016). Für jugendliche LSBTI- Geflüchtete erfordert die Entwicklung von Resilienz sicherlich noch mehr Unterstützung als bei erwachsenen LSBTI-Geflüchteten, insbesondere wenn sie sich nicht mehr auf die Unterstützung durch ihre Familie verlassen können, weil sie entweder durch die Flucht nicht mit ihnen zusammenleben oder weil dies durch ihr Bekenntnis zur LSBTI-Community nicht mehr möglich ist.

Intersektionales Stressorenmodell

Die verfügbaren Befunde zur psychosozialen Gesundheit von LSBTI-Geflüchteten können in einem Modell zusammengefasst werden, das auf dem Minoritätenstress-Modell von Meyer (1995, 2003) sowie dem intersektionalen Ansatz von Crenshaw (1989, 1991) basiert. Das intersektionale Stressorenmodell zeigt einerseits mögliche Stressoren und Resilienzfaktoren auf, die spezifisch für LSBTI bzw. geflüchtete Menschen sind und sich auf ihr Wohlbefinden und ihre psychosoziale Lage auswirken. Kern des Modells ist jedoch das Zusammenwirken beider Identitäten, also die Intersektion von LSBTI und dem Status „geflüchtet". Zusammenfassend lässt sich vermuten, dass LSBTI-Geflüchtete aufgrund ihrer prekären Situation in den Herkunftsländern und vermutlich auch in Deutschland ein besonders hohes Risiko für psychische Belastungen aufweisen, was sich insbesondere durch die Erfahrungen von mehrfachem Minoritätenstress erklären lässt (Abb. 8.1).

8.4 Gesellschaftliche Teilhabe von LSBTI-Geflüchteten in Deutschland

Es gibt derzeit wenige gesicherte Erkenntnisse zur Lage von jungen LSBTI-Geflüchteten in Deutschland. Positionspapiere des Arbeiter-Samariter-Bundes (2017) sowie des Bundesministeriums für Familie, Senioren, Frauen und Jugend (2018) weisen darauf hin, dass LSBTI-Geflüchtete ein höheres Risiko aufweisen, bereits in Aufnahmeeinrichtungen Diskriminierung und Gewalt durch andere Geflüchtete und durch das Personal zu erfahren. Es werden jedoch keine Zahlen genannt.

Bei einer allgemeinen Befragung von Praxisakteur*innen (z. B. Mitarbeiter*innen in den Beratungsstellen der Wohlfahrtsverbände oder in ehrenamtlichen Organisationen), die mit Geflüchteten in Deutschland arbeiten, wurden mögliche Gründe für Diskriminierungserfahrungen von Geflüchteten erfragt (Antidiskriminierungsstelle des Bundes 2016). Hauptsächlich wird Rassismus als Motiv für Diskriminierung vermutet (in 94 % der Fälle), jedoch wurden auch 14 % bzw. 11 % der Fälle als Diskriminierungen aufgrund von sexueller Orientierung bzw. der Geschlechtsidentität eingeordnet. Da jedoch hauptsächlich Praxisakteur*innen befragt wurden, bleibt unklar, wie umfassend oder belastend die vermutete Mehrfachdiskriminierung von LSBTI-Geflüchteten im Selbstbericht ist. Hierzu ist weitere Forschung notwendig.

Gemäß der Studie von LesMigraS (2012) ist es für solche Teilnehmer*innen, die Mehrfachdiskriminierung erlebt haben, schwierig, sich aktiv gegen Diskriminierung zu wehren. Ein wichtiger Grund hierfür ist laut dieser Studie,

Intersektionales Stressorenmodell

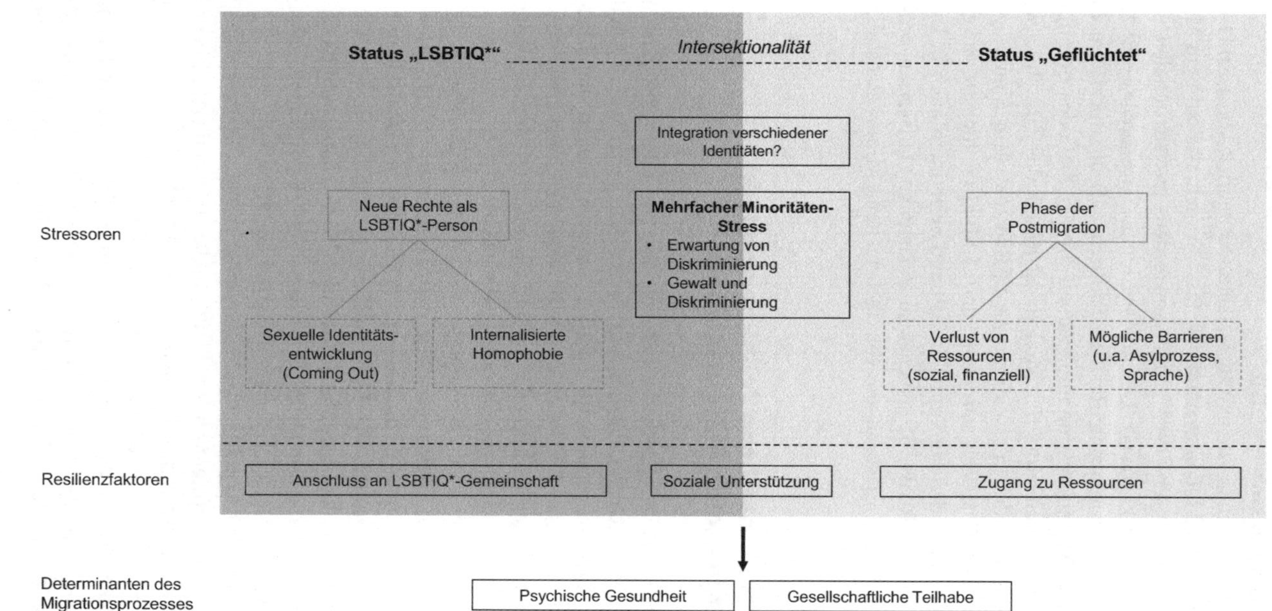

Abb. 8.1 Intersektionales Stressorenmodell. (Quelle: Autor*innen ©)

dass die Betroffenen sich häufig unklar über die Motive der erfahrenen Diskriminierung sind – betrifft es ihre sexuelle Orientierung oder geschlechtliche Identität, ihren Status als geflüchtete Person oder beides.

8.4.1 Teilhabe und Anbindung

Für viele LSBTI-Geflüchtete bietet sich in Deutschland die Möglichkeit, andere Umgangsformen mit ihrer eigenen Geschlechtsidentität bzw. sexuellen Orientierung zu erproben. Dies führt bei vielen LSBTI-Geflüchteten zu einem neuen Gefühl der Hoffnung und dem Wunsch, ein Teil der angetroffenen Gesellschaft zu werden (Alessi 2016). Aufgrund sozial-normativer Probleme mit Angehörigen des Herkunftslandes bemühen sich LSBTI-Geflüchtete häufiger um Kontakte zu Angehörigen anderer Bevölkerungsgruppen. Diese Motivation kann eine Ressource für das Streben nach gesellschaftlicher Teilhabe darstellen. Eine besondere Rolle spielen hierbei Kontakte innerhalb der öffentlich präsenten LSBTI-Community in Deutschland, die für LSBTI-Geflüchtete häufig eine ganz neue und stärkende Erfahrung sein können. Es gibt erste Hinweise, dass die Zugehörigkeit zur zugewanderten LSBTI-Community es begünstigt, innerhalb dieser Community Unterstützung zu finden (Gray et al. 2015). Andererseits eröffnet dies aber auch die Gefahr, (u. a.) rassistische Diskriminierungen innerhalb der deutschen LSBTI-Community zu erleben. So wurden bereits Barrieren identifiziert, die zwischen LSBTI-Geflüchteten und der allgemeinen LSBTI-Community existieren können, wobei insbesondere die sozioökonomischen Unterschiede und Abhängigkeitsverhältnisse zu den Unterstützenden als bedeutsam hervorzuheben sind (Kahn et al. 2018).

Kahn (2015a) stellte in einer qualitativen Studie fest, dass sich LSBTI-Geflüchtete aus muslimischen Ländern in den USA häufig weder in der Community von Geflüchteten aus dem Herkunftsland noch in der Gesellschaft des Ziellandes wohlfühlen. Möglicherweise ist Religiosität eine Ursache, weshalb muslimische LSBTI-Geflüchtete besonders vulnerabel für soziale Isolation sein könnten.

8.4.2 Ansatzpunkte für Unterstützungsangebote

Bisher ist unklar, inwiefern bestehende Unterstützungsangebote von jungen LSBTI-Geflüchteten in Deutschland als hilfreich empfunden werden. Neben allgemeinen scheinen hier auch spezifische Herausforderungen für LSBTI-Geflüchtete in Deutschland zu bestehen. Ausgehend von der dargestellten Literatur bzw. vom intersektionalen Stressorenmodell lassen sich Bedarfe erkennen und Unterstützungsangebote ableiten. Naheliegend ist, dass LSBTI-Geflüchtete von spezifischen Selbsthilfe- oder Sozialgruppen profitieren können, die auch einschlägige Schutzräume bieten. Entsprechende Angebote scheinen in der Fläche derzeit nicht ausreichend etabliert (LesMigras 2012). Der Arbeiter-Samariter-Bund (2017) nimmt an, dass sich LSBTI-Geflüchtete daher vor allem in größeren Städten in Deutschland ansiedeln, um Kontakte zur bestehenden LSBTI-Community zu knüpfen.

Auf Basis der bisherigen Erkenntnisse werden die folgenden Ansatzpunkte zur praktischen Unterstützung von jungen LSBTI-Geflüchteten vorgeschlagen:

- Anbindung von jungen LSBTI-Geflüchteten an die LSBTI-Community in Deutschland durch Unterstützungsangebote, die sich speziell an junge Menschen richten, bzw. Einrichtung von solchen spezifischen Unterstützungsangeboten
- Möglichkeit der (anonymen) Beratung und Begleitung bei der sexuellen Identitätsentwicklung
- Entwicklung von Online-Beratungsangeboten, durch die die Anonymität gewahrt bleibt und auch LSBTI-Geflüchtete in ländlichen Gebieten erreicht werden können
- Schulung von Personal in Unterbringungen zur besonderen Lage von jungen LSBTI-Geflüchteten
- Rechtsberatung junger LSBTI-Geflüchteter im Asylprozess sowie Aufklärung über die Schutzrechte in Deutschland vor und nach ihrem 18. Lebensjahr
- Zusammenarbeit mit Antidiskriminierungsstellen und bei Bedarf auch mit Opferschutz-Organisationen (auch mit LSBTI-Beauftragten bei der Polizei)
- Sichtbarkeit von medizinischen Anlaufstellen (z. B. Aids-Hilfe) erhöhen.

Bei diesen Ansatzpunkten handelt es sich selbstverständlich nicht um eine vollständige Aufzählung von möglichen Unterstützungsangeboten.

8.5 Ausblick

Die Flucht nach Deutschland eröffnet LSBTI-Geflüchteten einerseits die Chance, ihre Geschlechtsidentität oder sexuelle Orientierung frei auszuleben. Dennoch weisen bisherige Erkenntnisse aus der Forschung im englischsprachigen Raum sowie aus der Arbeit von Praxisakteur*innen im deutschsprachigen Raum eher darauf hin, dass LSBTI-Geflüchtete in Deutschland wahrscheinlich weiterhin Diskriminierungserfahrungen ausgesetzt sind und ein erhöhtes Risiko für psychische Symptome haben. Bislang gibt es fast keine gezielten Arbeiten zur Situation von jugendlichen oder erwachsenen LSBTI-Geflüchteten in Deutschland. Verfügbare Kenntnisse stützen sich daher auf internationale Arbeiten, breit angelegte Befragungen und Anekdoten. Es gibt jedoch Anzeichen dafür, dass sich dies in der nächsten Zeit etwas verbessert. Beispielsweise fördert das Ministerium für Kinder, Familie, Flüchtlinge und Integration in NRW (MKFFI) seit 2018 die Studie asyLSBTIQ* der Ruhr-Uni Bochum, in der Daten zur psychosozialen Lage und gesellschaftlichen Teilhabe von LSBTI-Geflüchteten in Deutschland erhoben werden. Auch die Studie HUMAN Gender & Diversity (s. Kap. 9 in diesem Band) hat Daten von schwulen bzw. bisexuellen geflüchteten jungen Männern und die Perspektive von Fachkräften der Jugendhilfe erhoben. Nach allen bisherigen Erkenntnissen stellen jugendliche und erwachsene LSBTI-Geflüchtete eine besonders vulnerable Gruppe dar, deren Bedürfnislage in der Wissenschaft besser erforscht sowie in der Praxis deutlicher berücksichtigt werden sollte. Das in diesem Kapitel vorgestellte intersektionale Stressorenmodell trägt dazu bei, den Zusammenhang zwischen spezifischen Stressoren, Ressourcen und der psychosozialen Lage bzw. gesellschaftlichen Teilhabe von LSBTI-Geflüchteten in Deutschland zu erklären.

Literatur

Alessi, E. J. (2016). Resilience in sexual and gender minority forced migrants: A qualitative exploration. *Traumatology, 22*(3), 203–213.

Alessi, E. J., Kahn, S., & Chatterji, S. (2016). ‚The darkest times of my life': Recollections of child abuse among forced migrants persecuted because of their sexual orientation and gender identity. *Child Abuse and Neglect, 51*, 93–105.

Alessi, E. J., Kahn, S., Greenfield, B., Woolner, L., & Manning, D. (2018a). A qualitative exploration of the integration experiences of LGBTQ refugees who fled from the Middle East, North Africa, and Central and South Asia to Austria and the Netherlands. *Sexuality Research and Social Policy, 16*(3), 1–14.

Alessi, E. J., Kahn, S., Woolner, L., & Van Der Horn, R. (2018b). Traumatic stress among sexual and gender minority refugees from the Middle East, North Africa, and Asia who fled to the European Union. *Journal of Traumatic Stress, 31*(6), 805–815.

Antidiskriminierungsstelle des Bundes. (2016). Diskriminierungsrisiken für Geflüchtete in Deutschland: Eine Bestandsaufnahme der Antidiskriminierungsstelle des Bundes. Berlin. https://www.antidiskriminierungsstelle.de/SharedDocs/Downloads/DE/publikationen/Expertisen/Diskriminierungsrisiken_fuer_Gefluechtete_in_Deutschland.pdf?__blob=publicationFile&v=4. Zugegriffen: 22. Jan. 2019.

Antidiskriminierungsstelle des Bundes. (2017). Einstellungen gegenüber Lesben, Schwulen und Bisexuellen in Deutschland. Ergebnisse einer bevölkerungsrepräsentativen Umfrage. Berlin. https://www.antidiskriminierungsstelle.de/SharedDocs/Downloads/DE/publikationen/Umfragen/Handout_Themenjahrumfrage_2017.pdf%3F__blob%3DpublicationFile%26v%3D3. Zugegriffen: 20. Febr. 2019.

Arbeiter-Samariter-Bund NRW. (2017). Handreichung für die Betreuung und Unterstützung von LSBTTI*-Flüchtlingen. https://www.der-paritaetische.de/fileadmin/user_upload/Publikationen/doc/171231_broschuere_lsbtti-fluechtlinge.pdf. Zugegriffen: 22. Jan. 2019.

Berg, R. C., Lemke, R., & Ross, M. W. (2017). Sociopolitical and cultural correlates of internalized homonegativity in gay and bisexual men: Findings from a global study. *International Journal of Sexual Health, 29*(1), 97–111.

Bowleg, L. (2008). When black + lesbian + woman ≠ black lesbian woman: The methodological challenges of qualitative and quantitative intersectionality research. *Sex Roles, 59,* 312–325.

Buchmüller, T., Lembcke, H., Busch, J., Kumsta, R., & Leyendecker, B. (2018). Exploring mental health status and syndrome patterns among young refugee children in Germany. *Frontiers in Psychiatry, 9.*

Bundesamt für Migration und Flüchtlinge. (2019). Aktuelle Zahlen zu Asyl (1/2019). http://www.bamf.de/SharedDocs/Anlagen/DE/Downloads/Infothek/Statistik/Asyl/aktuelle-zahlen-zu-asyl-januar-2019.pdf?__blob=publicationFile. Zugegriffen: 1. März 2019.

Bundesministerium für Familie, Senioren, Frauen und Jugend. (2018). Mindeststandards zum Schutz von geflüchteten Menschen in Flüchtlingsunterkünften. https://www.bmfsfj.de/blob/117472/9031662e6c566a50f8ffda9853ee4682/mindeststandards-zum-schutz-von-gefluechteten-menschen-in-fluechtlingsunterkuenften-data.pdf. Zugegriffen: 22. Jan. 2019.

Bundespsychotherapeutenkammer. (2015). BPtK-Standpunkt: Psychische Erkrankungen bei Flüchtlingen. Berlin: Bundes Psychotherapeuten Kammer. https://www.bptk.de/uploads/media/20150916_BPtK-Standpunkt_psychische_Erkrankungen_bei_Fluechtlingen.pdf. Zugegriffen: 16. Jan. 2019.

Calzo, J. P., Antonucci, T. C., Mays, V. M., & Cochran, S. D. (2011). Retrospective recall of sexual orientation identity development among gay, lesbian, and bisexual adults. *Developmental Psychology, 47*(6), 1658–1673.

Carroll, A., & Mendos, L. R. (2017). State-sponsored homophobia: A world survey of sexual orientation laws: Criminalisation, protection and recognition, an ILGA report. http://ilga.org/ilga-state-sponsored-homophobia-report-2017/. Zugegriffen: 31. Jan. 2019.

Cerezo, A. (2016). The impact of discrimination on mental health symptomatology in sexual minority immigrant Latinas. *Psychology of Sexual Orientation and Gender Diversity, 3*(3), 283–292.

Cerezo, A., Morales, A., Quintero, D., & Rothman, S. (2014). Trans migrations: Exploring life at the intersection of transgender identity and immigration. *Psychology of Sexual Orientation and Gender Diversity, 1*(2), 170–180.

Cheney, M. K., Gowin, M. J., Taylor, E. L., Frey, M., Dunnington, J., Alshuwaiyer, G., & Wray, G. C. (2017). Living outside the gender box in Mexico: Testimony of transgender Mexican asylum seekers. *American Journal of Public Health, 107*(10), 1646–1652.

Crenshaw, K. W. (1989). Demarginalizing the intersection of race and sex: A Black feminist critique of antidiscrimination doctrine, feminist theory, and antiracist politics. *University of Chicago Legal Forum, 139,* 139–167.

Crenshaw, K. W. (1991). Mapping the margins: Intersectionality, identity politics, and violence against women of color. *Stanford Law Review, 43,* 1241–1299.

Fournier, C., Hamelin Brabant, L., Dupéré, S., & Chamberland, L. (2018). Lesbian and gay immigrants' post-migration experiences: An integrative literature review. *Journal of Immigrant & Refugee Studies, 16*(3), 331–350.

Gray, N. N., Mendelsohn, D. M., & Omoto, A. M. (2015). Community connectedness, challenges, and resilience among gay Latino immigrants. *American Journal of Community Psychology, 55*(1–2), 202–214.

Hopkinson, R. A., Keatley, E., Glaeser, E., Erickson-Schroth, L., Fattal, O., & Nicholson Sullivan, M. (2017). Persecution experiences and mental health of LGBT asylum seekers. *Journal of Homosexuality, 64*(12), 1650–1666.

Hwahng, S. J., Allen, B., Zadoretzky, C., Barber, H., McKnight, C., & Des Jarlais, D. (2018). Alternative kinship structures, resilience and social support among immigrant trans Latinas in the USA. *Culture, Health & Sexuality, 21,* 1–15.

Kahn, S. (2015a). Cast out: "Gender role outlaws" seeking asylum in the West and the quest for social connections. *Journal of Immigrant & Refugee Studies, 13*(1), 58–79.

Kahn, S. (2015b). Experiences of faith for gender role non-conforming Muslims in resettlement: Preliminary considerations for social work practitioners. *The British Journal of Social Work, 45*(7), 2038–2055.

Kahn, S., & Alessi, E. J. (2017). Coming out under the gun: Exploring the psychological dimensions of seeking refugee status for LGBT claimants in Canada. *Journal of Refugee Studies, 31*(1), 22–41.

Kahn, S., Alessi, E. J., Kim, H., Woolner, L., & Olivieri, C. J. (2018). Facilitating mental health support for LGBT forced migrants: A qualitative inquiry. *Journal of Counseling & Development, 96*(3), 316–326.

Krell, C., & Oldemeier, K. (2015). Coming-out – Und dann …?! Ein DJI-Forschungsprojekt zur Lebens- situation von lesbischen, schwulen, bisexuellen und trans* Jugendlichen und jungen Erwachsenen. München: DJI. https://www.dji.de/fileadmin/user_upload/bibs2015/DJI_Broschuere_ComingOut.pdf. Zugegriffen: 1. März 2019.

LesMigraS. (2012). »… nicht so greifbar und doch real« – Ergebnisse der LesMigraS-Studie zu Gewalt- und Mehrfachdiskriminierungserfahrungen von lesbischen/bisexuellen Frauen und Trans*Menschen in Deutschland. https://lesmigras.de/tl_files/lesbenberatung-berlin/Gewalt%20(Dokus,Aufsaetze…)/Dokumentation%20Studie%20web_sicher.pdf. Zugegriffen: 22. Jan. 2019.

Meyer, I. H. (1995). Minority stress and mental health in gay men. *Journal of Health and Social Behavior, 36,* 38–56.

Meyer, I. H. (2003). Prejudice, social stress, and mental health in lesbian, gay, and bisexual populations: Conceptual issues and research evidence. *Psychological Bulletin, 129,* 674–697.

Munro, L., Travers, R., St. John, A., Klein, K., Hunter, H., Brennan, D., & Brett, C. (2013). A bed of roses?: Exploring the experiences of LGBT newcomer youth who migrate to Toronto. *Ethnicity and Inequalities in Health and Social Care, 6*(4), 137–150.

Newcomb, M. E., & Mustanski, B. (2010). Internalized homophobia and internalizing mental health problems: A meta-analytic review. *Clinical Psychology Review, 30*(8), 1019–1029.

Rhodes, S. D., Martinez, O., Song, E. Y., Daniel, J., Alonzo, J., Eng, E., & Miller, C. (2013). Depressive symptoms among immigrant Latino sexual minorities. *American Journal of Health Behavior, 37*(3), 404–413.

Sattler, F. A., & Christiansen, H. (2017). How do discrepancies between victimization and rejection expectations in gay and bisexual men relate to mental health problems? *Frontiers in Psychology, 8,* 857.

Sattler, F. A., Wagner, U., & Christiansen, H. (2016). Effects of minority stress, group-level coping, and social support on mental health of German gay men. *PLoS One, 11*(3), e0150562.

Sattler, F. A., Zeyen, J., & Christiansen, H. (2017). Does sexual identity stress mediate the association between sexual identity and mental health? *Psychology of Sexual Orientation and Gender Diversity, 4*(3), 296–303.

Yamanis, T., Malik, M., Río-González, D., María, A., Wirtz, A. L., Cooney, E., & Poteat, T. (2018). Legal immigration status is associated with depressive symptoms among Latina transgender women in Washington, DC. *International Journal of Environmental Research and Public Health, 15*(12), 2619.

Besonderheiten von LSBTI-Geflüchteten in der Jugendhilfe

9

Silke Remiorz, Katja Nowacki und Torsten Schrodt

Zusammenfassung

Im folgenden Kapitel werden die Besonderheiten sowie Bedarfe und Erfahrungen von lesbischen, schwulen, bisexuellen, transsexuellen oder intergeschlechtlichen, kurz LSBTI-Jugendlichen und jungen Erwachsenen im Kontext der Jugendhilfe und Jugendarbeit herausgestellt. Dabei sind insbesondere die Erfahrungen, welche die LSBTI-Jugendlichen auf ihrer Flucht und auch in Deutschland gemacht haben, von zentralem Interesse. In einer qualitativen Befragung von LSBTI-Jugendlichen sowie Fachkräften der Jugendhilfe und Jugendarbeit wird gezeigt, welche Anforderungen und Herausforderungen sich in ihrer alltäglichen Arbeit ergeben und welche bisherigen Erfahrungen gemacht wurden. Es wird deutlich, dass insbesondere Fachkräfte mehr Handlungssicherheit und Informationen im Umgang mit LSBTI-Jugendlichen mit (und ohne) Fluchtgeschichte benötigen. Deshalb werden abschließend Handlungsempfehlungen für die Praxis der Kinder- und Jugendhilfe und der offenen Jugendarbeit herausgestellt.

S. Remiorz · K. Nowacki (✉)
Fachbereich Angewandte Sozialwissenschaften, Fachhochschule Dortmund, Dortmund, Deutschland
E-Mail: katja.nowacki@fh-dortmund.de

S. Remiorz
E-Mail: silke.remiorz@fh-dortmund.de

T. Schrodt
Leiter der Fachberatungsstelle „gerne anders!", Mühlheim, Deutschland
E-Mail: t.schrodt@gerne-anders.de

© Springer Fachmedien Wiesbaden GmbH, ein Teil von Springer Nature 2019   139
K. Nowacki und S. Remiorz (Hrsg.), *Junge Geflüchtete in der Jugendhilfe*, Edition Centaurus – Jugend, Migration und Diversity,
https://doi.org/10.1007/978-3-658-26777-3_9

9.1   Einleitung

Menschen fliehen vor Kriegen, Hunger und/oder Vertreibung. Viele sind noch sehr jung, wenn sie sich den Gefahren und Strapazen einer solchen Flucht aussetzen, ihr Antrieb ist häufig die Hoffnung auf sichere Lebensbedingungen. Ab 2015 erreichte eine große Anzahl dieser Menschen ein Deutschland, das hierauf nicht vorbereitet war. Nur mit Unterstützung vieler Ehrenamtlicher war es überhaupt möglich, die Menschen mit dem Notdürftigsten zu versorgen. Auch wenn sicherlich den meisten klar war, dass „die Geflüchteten" keine homogene Gruppe darstellen, blieben Besonderheiten vor diesem Hintergrund zumeist unbeachtet. Einige dieser Menschen fliehen nicht (ausschließlich) wegen Krieg oder Perspektivlosigkeit, sondern auch vor Verfolgung aufgrund ihrer sexuellen und/oder geschlechtlichen Identität als lesbisch, schwul, bisexuell, transsexuelle oder intergeschlechtlich (LSBTI).

Die Menschenrechte dieser Personengruppen werden noch immer in vielen Staaten der Erde eingeschränkt und missachtet, die Menschen durch Staat, Gesellschaft und ihre eigenen Familien diskriminiert, kriminalisiert, verfolgt, gefoltert oder gar getötet (Jaspal 2016; Rehman und Polymenopoulou 2013). Das Klima von Tabuisierung und Verfolgung prägt diese Menschen und führt dazu, dass sie ihre sexuelle bzw. geschlechtliche Identität nicht oder ausschließlich und mit großen Gefahren verbunden im Geheimen leben können. Als Zugehörige einer „bestimmten sozialen Gruppe" gemäß § 3 Abs. 1 Nr. 1 Asylgesetz (AsylG) ist diesen Menschen Asyl zu gewähren. Sie benötigen zudem in den aufnehmenden Staaten effektiven Schutz vor Homo- und Trans*Feindlichkeiten sowie besondere Unterstützung für die Bewältigung von allgemeinen Fluchterfahrungen und spezifischen Erfahrungen durch internalisierte Homonegativität, sexuelle Gewalt und Mehrfachdiskriminierungen. Eine besondere Betreuung und Unterbringung von homosexuellen Geflüchteten wird folglich als notwendig erachtet (Gavranidou et al. 2008; Derluyn und Broekaert 2008). Insbesondere auf der Grundlage der Intersektionalitätstheorie (Crenshaw 1989; Winker und Degele 2010; Lutz und Wenning 2001) müssen Mehrfachdiskriminierungen, die den Betroffenen widerfahren sind oder widerfahren (s. auch Kap. 8 und Kap. 10 in diesem Band), auch in allgemeinen Settings der Unterstützung von Menschen mit Fluchthintergrund im Umgang und in der Betreuung mitbedacht werden.

Im Rahmen der bereits in den vorangegangenen Kapiteln vorgestellten Studie Heimat für unbegleitete minderjährige Flüchtlinge, Arbeit und Neuanfang (HUMAN) wurde mit Unterstützung der NRW-Fachberatungsstelle „gerne anders!" aus Mülheim an der Ruhr und mit Forschungsmitteln der Fachhochschule Dortmund im Hinblick auf die Bedeutung des Themas LSBTI und Flucht eine Erweiterung der HUMAN-Studie durchgeführt. Hierfür wurden sowohl geflüchtete LSBTI-Jugendliche, „gerne anders!"-Fachkräfte und Fachkräfte der Kinder- und Jugendhilfe befragt.

Folgenden Fragestellungen wurde in der vorliegenden Studie nachgegangen:

- *Welche Erfahrungen haben insbesondere LSBTI-Jugendliche und junge Erwachsene auf ihrer Flucht und auch in Deutschland gemacht und welche Unterstützungsbedarfe formulieren sie?*
- *Welche Erfahrungen haben Fachkräfte der Jugendhilfe und Jugendarbeit mit LSBTI-Geflüchteten in ihrer alltäglichen Arbeit gemacht und welche Anforderungen insbesondere an die Jugendhilfe stellen sich?*
- *Welche Erweiterungsmöglichkeiten bzw. Handlungsempfehlungen für die Praxis der Kinder- und Jugendhilfe und offenen Jugendarbeit sind anzumerken bzw. zu fordern?*

9.2 Methode

Zur Beantwortung der vorliegenden Fragestellungen wurden zwei getrennt voneinander zu betrachtende qualitative Datenerhebungen anhand halbstrukturierter problemzentrierter Interviews durchgeführt. Folgend werden die beiden Stichproben und die Auswertungsmethode des Datenmaterials vorgestellt und daran anschließend die Ergebnisse dargestellt.

9.2.1 Stichproben

Die *erste Stichprobe* besteht aus fünf geflüchteten schwulen bzw. bisexuellen Jugendlichen, welche sich dem biologisch männlichen Geschlecht zugeordnet haben. Trotz entsprechender Bemühungen konnten keine sich als weiblich/lesbisch, trans* oder inter identifizierenden Gesprächspartner*innen gewonnen werden. Die Befragten sind im Alter zwischen 18 und 27 Jahren. Als Fluchtgründe geben die Befragten an, dass sie aufgrund ihrer sexuellen Orientierung aus ihrem Heimatland oder dem Land, in dem sie nach ihrer Flucht aus ihrem Heimatland lebten, geflohen sind. Dies macht die Befragten in der vorliegenden Studie zu einem Teil der gewünschten Zielgruppe für die zuvor genannte Fragestellung. Die halbstrukturierten und problemzentrierten Interviews wurden in den Sprachen Arabisch, Deutsch, Englisch, Französisch und Persisch durchgeführt, die fremdsprachigen wurden anschließend ins Deutsche übersetzt.

Die Auswertung des vorliegenden Datenmaterials erfolgte nach der qualitativen Inhaltsanalyse nach Mayring (2015) mit Hilfe der Software MAXQDA (Kuckartz 2016; VERBI Software 2016) und MAXQDA 2018 (VERBI Software 2017). Vor der Teilnahme der Befragten erfolgte eine Zusicherung der Anonymität für die jungen Menschen sowie eine Zusicherung der Schweigepflicht seitens der forschungsdurchführenden Personen. Die Teilnahme basierte zu allen Zeitpunkten auf Freiwilligkeit.

Die *zweite Stichprobe* besteht aus 15 Fachkräften der Sozialen Arbeit, wovon vier in Jugendämtern tätig sind, hinzu kommen vier Vormünder*innen mit dem Arbeitsschwerpunkt „Unbegleitete minderjährige Flüchtlinge" sowie vier Beschäftigte freier Träger der stationären Kinder- und Jugendhilfe und drei Fachkräfte der offenen Kinder- und Jugendarbeit. Alle befragten Fachkräfte sind im Großraum Ruhrgebiet tätig. Die ebenfalls problemzentrierten Interviews wurden in deutscher Sprache durchgeführt. Die Auswertung erfolgte ebenfalls mit Hilfe der qualitativen Inhaltsanalyse nach Mayring (2015) und der Auswertungssoftware MAXQDA (Kuckartz 2016; VERBI Software 2016) und MAXQDA 2018 (VERBI Software 2017). Die Teilnahme erfolgte freiwillig und die Daten wurden anonymisiert.

9.3 Ergebnisse

Im Folgenden werden die Ergebnisse der qualitativen Inhaltsanalyse nach Mayring (2015) zunächst aus Sicht der befragten Jugendlichen dargestellt. Daran anschließend erfolgt die Darstellung der Perspektiven der befragten Fachkräfte. Dabei wurden in den Interviews mit den Jugendlichen vier deduktive Hauptkategorien (1–4) herausgebildet.

1. Diskriminierungserfahrungen von LSBTI-Jugendlichen mit Fluchtgeschichte im Herkunftsland und auf der Flucht
2. Diskriminierungserfahrungen von LSBTI-Jugendlichen mit Fluchtgeschichte in Deutschland
3. Akzeptanz der Schwierigkeiten von LSBTI-Jugendlichen mit Fluchtgeschichte
4. Unterstützungsmöglichkeiten von LSBTI-Jugendlichen mit Fluchtgeschichte

In den Interviews mit den Fachkräften der Sozialen Arbeit wurden insgesamt sechs induktive Kategorien gebildet (1–6), diese lauten wie folgt:

1. Erfahrungen von Fachkräften der Sozialen Arbeit im Rahmen der Arbeit mit LSBTI-Geflüchteten
2. Aufgaben und Schwierigkeiten in der Arbeit mit jungen (LSBTI) Geflüchteten

3. Verunsicherung von Mitarbeiter*innen in Jugendhilfeeinrichtungen im Umgang mit LSBTI-Geflüchteten
4. Spezifische Schwierigkeiten in der Arbeit mit jungen Trans*personen
5. Spezifische Schwierigkeiten von geflüchteten lesbischen Frauen
6. Unterstützungsmöglichkeiten für LSBTI-Geflüchtete in der Praxis der Sozialen Arbeit

9.3.1 Ergebnisse der Stichprobe der geflüchteten jungen Menschen

Alle der befragten Jugendlichen berichten über **Diskriminierungserfahrungen aufgrund ihrer Zugehörigkeit zur Gruppe der LSBTI** im Herkunftsland und auf ihrer Flucht in einen sicheren Drittstaat, in dem Homosexualität nicht unter staatlicher Verfolgung steht. Die Befragten berichten von teilweise chaotischen und vor allem bedrohlichen Zuständen in ihrem Herkunftsland, die es LSBTI-Personen unmöglich machen, frei ihre sexuelle und/oder geschlechtliche Identität auszuleben. Ein Befragter berichtet von seinen Erlebnissen in Syrien:

> „Hier in Deutschland … sage ich manchmal sogar direkt, dass ich schwul bin, aber in Syrien … niemand meiner Verwandten oder Familie weiß das. Es ist sehr kompliziert, … letzten Monat haben sie einige Trans*männer erwischt, sie haben sie vor Gericht gestellt und ins Gefängnis gesteckt. Manchmal, weil alles so chaotisch ist, kann es auch sein, dass sie getötet werden … Auch wenn wir eine große Gay-Community haben, ist sie komplett verdeckt im Untergrund.“

Neben der Angst vor Verfolgung und öffentlicher Diskriminierung seitens des Staates, in dem die Jugendlichen vor ihrer Flucht lebten, wird zudem berichtet, dass Diskriminierungen und Androhung von Folter oder Tod auch innerhalb der eigenen Familie vorkommen. Dazu äußerte sich ein befragter Jugendlicher wie folgt:

> „Wenn die Familie (in Syrien; Anm. der Autor*innen) über ihren Sohn wissen, dass er so ist, dann ist es möglich, dass ein Boykott, im Sinne von nicht mehr mit ihm reden oder ihn anerkennen oder – manchmal erreicht es den Punkt des Mordes …, falls es eine sehr strenge Familie ist.“

Die befragten Jugendlichen berichten, dass sie auch nach Verlassen ihres Herkunftslandes auf der Flucht Diskriminierungen und Gewalt gegen LSBTI erlebten. Einige beschrieben auch, dass die Rechte von homosexuellen Menschen in den aufnehmenden Staaten ebenso missachtet und verletzt werden wie in den Staaten, aus denen die Jugendlichen geflüchtet sind.

> „… ich habe einen Freund, aber er leidet gerade massiv in der Türkei und ist dort in einer schlimmen Situation … Letzten Monat hat er versucht, über die Grenze von der Türkei nach Griechenland zu kommen. Er hat es neun Mal versucht, aber sie haben ihn geschnappt und er wäre fast von den türkischen Offiziellen vergewaltigt worden, weil sie in seiner Akte nachgelesen haben und gesehen haben, dass er schwul ist. Sie haben ihn diskriminiert und wollten ihn vergewaltigen."

Neben den **Diskriminierungserfahrungen von LSBTI-Jugendlichen** im Herkunftsland oder auf der Flucht beschreiben die befragten Jugendlichen auch Diskriminierungserfahrungen in Deutschland, v. a. im Zuge ihrer Unterbringung in Flüchtlingsunterkünften. Die Diskriminierungen erfolgten teilweise von Menschen aus dem Kulturkreis der Befragten.

> „… im ersten Camp, in dem ich war, in dem ich vorher gelebt habe, habe ich es gesagt, dann bin ich in das zweite und dann in das dritte Camp gezogen, aber da wussten dann schon alle, dass ich schwul bin, weil dieselben Freunde sind dann mit vom ersten zum zweiten und dann ins dritte Camp gezogen … und meine alten Freunde haben es meinen neuen Freunden erzählt, und das war für mich furchtbar. Und ich hatte schlechte Erfahrungen im Camp, ganz schlimme Situation."

Zudem schildern die befragten Jugendlichen auch, dass sie neben den Diskriminierungen durch andere Geflüchtete auch durch Mitarbeiter*innen in den Flüchtlingsunterkünften Unverständnis erfahren haben.

> „Die Mitarbeiter (in den Flüchtlingscamps; Anm. der Autor*innen), sie verstehen es nicht. Zum Beispiel, in dem zweiten Camp gab es einen schwulen Mann und er hat mich gebeten zu übersetzen. In jedem Camp gibt es einen Sozialarbeiter und er sagte zu ihr: ‚Ich bin schwul und ich fühle mich vollkommen unsicher hier', und es hat sie nicht interessiert. Sie sagte: ‚Hier in Deutschland gibt es keine speziellen Rechte für Schwule. Solange du Syrer bist, bist du willkommen als Flüchtling, aber es macht keinen Unterschied, ob du schwul bist oder nicht.' Die Frau bei Gericht hat mir dasselbe gesagt. Ich habe ihr gesagt: ‚Okay, ich bin Syrer, aber ich bin hier, weil ich schwul bin, nicht weil ich Syrer bin.' Und sie sagte: ‚Unglücklicherweise sind wir nicht in den Niederlanden. Hier in Deutschland ist es genug, Syrer zu sein, aber es macht keinen Unterschied, ob du schwul bist oder nicht."

In Bezug auf die **Akzeptanz von LSBTI-Jugendlichen** mit Fluchtgeschichte ist herauszustellen, dass die befragten Jugendlichen sowohl negative als auch positive Erfahrungen gemacht haben. Ein Jugendlicher hat beide Erfahrungen in Flüchtlingsunterkünften gemacht:

> „Es war besonders schwierig in den Camps …, besonders im letzten, weil wir zu viert in einem Raum waren, wir waren 14 in einem Haus. Zu dem Zeitpunkt habe jemanden gedatet und ich konnte ihn noch nicht mal offen anrufen … Auf der anderen Seite habe ich mich zwei von den Männern gegenüber geoutet und sie haben es akzeptiert. Sie waren coole Jungs und wir sind noch immer befreundet. Sie sind hetero, nicht schwul …"

Ein Jugendlicher, der in einer Gastfamilie untergebracht wurde, merkte an, dass seine Gastmutter ihm eine sehr hohe Akzeptanz entgegenbringt.

> „Tatsächlich hat sie mir etwas sehr Nettes gesagt (die Gastmutter; Anm. der Autor*innen). Sie sagte: ‚Es wäre einer meiner besten Tage in meinem Leben, wenn ich dich und deinen Partner in der Kirche heiraten sehen könnte‘."

Die Jugendlichen nannten in der Befragung auch konkrete **Unterstützungsmöglichkeiten,** welche sie sich für geflüchtete LSBTI wünschen würden. Der größte Anteil der befragten Jugendlichen vertrat die Ansicht, dass eine spezielle Einrichtung für LSBTI-Geflüchtete eine sinnvolle Maßnahme sei, um den Schutz dieser Geflüchteten zu ermöglichen.

> „Ich glaube, die Lösung ist, ein Camp für Schwule wie in Berlin zu gründen … davon sollte es mehr geben."

Ein anderer Aspekt wurde im Zusammenhang mit der Unterbringung der Geflüchteten außerhalb der Flüchtlingseinrichtungen genannt. Wohnraum, in dem viele Menschen leben, die aus demselben Kulturkreis stammen wie die Geflüchteten selbst, wird teilweise als problematisch für geflüchtete LSBTI-Personen gesehen.

> „Ich habe erwartet, dass es einfacher ist, um ehrlich zu sein. Ich mag es hier in Deutschland, aber dennoch muss man vorsichtig sein. Homosexuelle müssen sich immer noch um sich sorgen, wenn sie in der Nachbarschaft von türkischen und arabischen Menschen leben. Es ist halt immer noch schwierig, offen zu sein in solchen Vierteln, selbst hier in Deutschland."

9.3.2 Ergebnisse der Stichprobe der Fachkräfte der Sozialen Arbeit

Generell schätzt ein großer Teil der Fachkräfte der Jugendhilfe, dass die von ihnen betreuten Kinder und Jugendlichen (mit und ohne Migrationshintergrund) in der Regel alle heterosexuell seien. So schildert ein Teil der befragten Fachkräfte die **Erfahrungen mit LSBTI-Jugendlichen** mit und ohne Fluchtgeschichte in Jugendhilfeeinrichtungen wie folgt:

> „Also, dass wir da jetzt jemand hatten, der also auch schwul gewesen wäre, ist uns so nicht bekannt. Oder dass der da ein Thema damit hat oder dass es dem schwergefallen ist. Und auch bei den Mädchen an der Stelle nicht."

Eine weitere Fachkraft sagt, dass die Thematik von gleichgeschlechtlichen Lebensweisen in der spezifischen Jugendhilfeeinrichtung nicht vorkomme.

> „Also, ich würde jetzt mal sagen so aus der Erfahrung, dass die sexuelle Orientierung eher eine klassische Mann-Frau-Thematik ist, so wie wir es zumindest bis jetzt erlebt haben mit unseren Klienten ..."

Andere Fachkräfte machen in den Interviews deutlich, dass sie mit Themen der sexuellen Vielfalt von Jugendlichen regelmäßig und der geschlechtlichen Vielfalt in Einzelfällen konfrontiert würden:

> „Also, wir haben natürlich viele Jugendliche, wo Homosexualität ein Thema ist, in der Betreuung. Wir haben Einzelfälle in der Eingliederungshilfe, im 35a-Bereich (SGB VIII; Anm. der Autor*innen), wo Transsexualität ein Thema ist, also wo auch tatsächlich ganz pragmatisch dann, Operationen und Sonstiges ... dazu auch ansteht ... haben wir jetzt, glaube ich, jetzt in den letzten vier Jahren haben wir zwei gehabt, wo es dann auch richtig mit Namenswechsel, Personenstandswechsel und so in die Umsetzung gegangen ist."

Auch eine weitere befragte Fachkraft äußert klar, dass Homosexualität ein Thema in der alltäglichen Arbeit mit Kindern und Jugendlichen sei.

> „Es gibt noch einen zweiten Jungen, der sich eben als homosexuell geoutet hat, aber jetzt nicht in einer Beziehung ist ... Der sagt: ‚Das wird wohl so sein ... Jetzt kann ich es ja hier mal sagen.'"

In Bezug auf **Aufgaben und Schwierigkeiten** in der Arbeit mit jungen LSBTI-Geflüchteten äußern sich die befragten Fachkräfte sowohl zur

Unterbringungssituation der Jugendlichen als auch zu Herausforderungen durch die Transidentität eines Jugendlichen, der in Deutschland betreut wird. In Bezug auf den Schutzauftrag der Jugendhilfe stößt diese laut der Aussage einer Fachkraft teilweise an ihre Grenzen:

> „… also eigentlich sind Unterkünfte dafür da, jungen Menschen Schutz zu bieten, das tun die aber nicht immer …"

Herausforderungen durch Transidentität werden von einer Befragten sehr wahr- bzw. ernst genommen. Sie beschreibt, dass versucht wird unterstützend zu agieren, äußert aber auch, dass sie diesbezüglich auch in deutschen Behörden Tabuisierung, Nichtbeachtung und Diskriminierung erlebt.

> „Ich kann mich an einen Fall erinnern, den damals meine Kollegin betreut hat. Auch ein unbegleiteter Minderjähriger, wo es dann darum ging, dass er wohl transsexuell ist. […] sich hier insbesondere in Deutschland dazu geoutet hat. In seinem Herkunftsland, ja da war das ein Verfolgungsgrund […] und das spielt auch hier eine große Rolle. Und wir hier beim Jugendamt gehen da schon drauf ein. […] Ich würd behaupten, in der Kommune allgemein, was andere Ämter betrifft, ist das noch so ein Tabuthema. Ne, da wird die Person als das Geschlecht insbesondere angesehen, so wie es ist, und ja, der Rest ist dann egal. Das ist natürlich auch im Rahmen der Jugendhilfe sehr, sehr schwierig so zu kombinieren."

Insbesondere der Umgang mit Trans*personen scheint für einige der befragten Fachkräfte ein neuer Aspekt zu sein, den sie aber versuchen, in ihrer Arbeit mit aufzugreifen.

> „Also der Transsexuelle ist einer von dem Pärchen … Also, der eine hat darauf bestanden, nicht als ‚schwul' deklariert zu sein, sondern er ist heterosexuell. Weil sich sein Partner als Frau fühlt. Und, äh, am Anfang war das so gar kein Thema. Also, wirklich fast die ersten acht Monate, würde ich sagen, waren das. Hm, die sind auch wirklich händchenhaltend oder mal im Arm und haben sich auf die Wange geküsst, ne, unter den Jugendlichen. Waren absolut angesehen, ne. Der eine war mehr oder weniger so der Sprecher der Flüchtlinge gewesen, der uns gegenübergetreten ist, um die Forderungen oder die Wünsche zu äußern … Erst als dann sein Partner, der Transsexuelle, gesagt hat: ‚So, ich möchte das jetzt einmal klarstellen hier.' Wir haben einmal im Monat einen Gruppenabend mit den Jugendlichen und das wurde dann thematisiert (Outing; Anm. der Autor*innen). Danach sagte er, dass er sich halt ausgeschlossen und gemobbt fühlte. […] Und irgendwie, das hat ne Zeit lang gebraucht, bis das alle so verarbeitet haben, und der hat sich auch weiter zurückgezogen, aber wir haben das von unserer Seite genau thematisiert. Wir haben (den anderen Jugendlichen; Anm. der Autor*innen) erklärt, was ist das eigentlich, und mussten uns dementsprechend auch damit auseinandersetzen, und weitestgehend wurde das akzeptiert."

Einige der befragten Mitarbeiter*innen aus Jugendhilfeeinrichtungen äußerten ihre **Verunsicherung** im Umgang mit **LSBTI-Geflüchteten.** Diese Verunsicherung zeigte sich in insbesondere auch im Umgang mit Trans*Jugendlichen, die sich auf der Suche nach ihrer geschlechtlichen Identität befinden. Eine Fachkraft berichtet über folgende Erfahrung:

> „… natürlich ist das erstmal für eine Gruppe dann schwierig, wenn jetzt, hatten wir jetzt gerade in der Jugendwohngruppe, wenn da ein Junge sich als Frau gibt und schminkt und sehr weibliche Züge hat, also der war noch als Mann gekleidet, aber eher als eine Frau gestylt, sage ich jetzt mal … Da muss man gucken, wie das funktionieren kann. Also, da finde ich, ist es schwierig im Rahmen der Jugendhilfe."

Eine weitere Fachkraft äußert klar eine Verunsicherung durch Unwissenheit in Bezug auf den Umgang mit Trans*Jugendlichen:

> „… also, ich wüsste zum Beispiel gerade nicht, um das Thema Transsexualität noch mal aufzunehmen, wie ich mit dem Thema umgehen sollte. Also, ich kenne keinen Transsexuellen. Ich habe noch nie mit einem Transsexuellen zu tun gehabt. Wüsste ich jetzt nicht, was das mit mir macht … Also, deswegen bin ich da jetzt erstmal nicht, hätte ich da nicht so einen Ansatzpunkt, auch wenn ich so auf mein Team gucke nicht."

Die Gruppe von geflüchteten lesbischen Frauen stellt die befragten Fachkräfte vor weitere **spezifische Schwierigkeiten.** Diese sind laut Aussagen der Fachkräfte in der alltäglichen Arbeit noch viel unsichtbarer als schwule bzw. bisexuelle Männer oder Trans*Personen. Wenn diese sichtbar sind und ihre Geschichten erzählen, wird eine weitere Facette im Umgang mit geschlechtlicher und sexueller Vielfalt offenkundig.

> „Also das, was von den wenigen Frauen, die ich bis jetzt mit ihrer Lebensgeschichte oder mit dem, was sie mir über ihre Lebensgeschichte erzählt haben, kennengelernt habe, und was ich da verstanden habe, ist, dass sie in ihren Familien sehr, sehr eingeschränkt sind. Und dass sie nicht einfach rausdürfen, um vielleicht einmal in irgendeine Sauna zu gehen, an irgendeinen anonymen Ort zu gehen, wo sie einmal eben gerade Sex haben oder irgend so etwas oder wo sich Frauen kennenlernen können … Und das, was ich so verstanden habe, dass diese Frauen so wenig Freiräume haben und so wenig Privatsphäre haben, dass ihnen diese Chance auch überhaupt nicht, also, dass der Zugang irgendwie andere lesbische Frauen kennenzulernen, sich zu vernetzen oder so, dass der UNGLAUBLICH gehemmt ist."

Ferner äußert eine der befragten Fachkräfte eine Hypothese in Bezug auf lesbische Geflüchtete, die weitaus mehr beinhaltet als eine Unsichtbarkeit von homosexueller

Orientierung weiblicher Geflüchteter, sondern auch in Bezug auf die Intersektionalitätstheorie zu betrachten ist.

> „… ich habe zusätzlich die Hypothese, dass viele, dass es noch mehr Lesben, also noch mehr Frauen liebenden Frauen gibt, die keine lesbische Identität haben … Also, es ist eine Hypothese, wo man einmal darüber nachdenken müsste, weil es ist ein anderes Frauenbild, ist auch eine andere kollektive weibliche Identität in diesen Gesellschaften. Und ich könnte mir vorstellen, dass es da tatsächlich mehr Zeit und Ansprache braucht, um tatsächlich so Ansätze von Identität zu wecken."

Folgend werden **Unterstützungsmöglichkeiten für LSBTI-Geflüchtete in der Praxis** von den Fachkräften der Jugendhilfe und Jugendarbeit aufgezählt, wobei zunächst Handlungsmöglichkeiten und Handlungsempfehlungen seitens der einzelnen Institutionen herausgestellt werden.

Als potenzielle **Handlungsmöglichkeiten** werden von den Fachkräften der Sozialen Arbeit folgende Aspekte im Umgang mit LSBTI herausgestellt. Hier steht auch das Engagement einzelner Personen im Vordergrund, welche als Multiplikator*innen innerhalb ihres Wirkungskreises agieren können.

> „… ich glaube, es braucht ganz viele heterosexuelle Menschen, die klare Signale setzen … Sei es, dass sie zum Beispiel in ihrer Arbeit einen Button tragen, wo ‚LSBTI Welcome' draufsteht oder ‚Wir sprechen Regenbogen' oder was auch immer. Ich finde, es müssen in allgemeinen Einrichtungen genauso wie da Jugendkulturfestivals aushängen, müssen dann auch CSDs aushängen. Ja, dass es einfach immer wieder als Thema mit reinkommt und selbstverständlich eingebaut wird."

Die Unterbringung von jungen Geflüchteten mit LSBTI-Hintergrund ist ein weiterer Aspekt, welcher auch aktiv in die Handlungsmöglichkeiten der Jugendhilfe und Jugendarbeit mit aufgenommen werden sollte. Die Sensibilisierung für dieses Thema steht für einige der befragten Fachkräfte an vorderster Stelle.

> „Was wir brauchen würden, wäre tatsächlich eine generelle Sensibilisierung ALLER, gerade Unterkünfte für UMF und zwar mit ganz, ganz verschiedenen Aspekten."

Eine andere Fachkraft merkt an:

> „Die (Einrichtungen; Anm. der Autor*innen) müssen nicht unbedingt nur … Lesben, Schwule, Bi- und Transpersonen aufnehmen, aber sie müssten den klaren Stempel LSBTI haben, die LSBTI müssten klar gemeinte Zielgruppe sein. … wo sie sich als Gruppe auch finden und stärken können, gegenseitig unterstützen können und auch nach außen hin zeigen können, ja, also eher selbstbewusst damit umgehen."

Bezogen auf einen konkreten Fall sagt eine weitere Fachkraft:

> „… in einer Wohngemeinschaft, wo nur männliche Flüchtlinge leben, weil es
> halt auch die ja Vielzahl ja ist … dort soll er (transsexueller Jugendlicher; Anm.
> der Autor*innen) nicht untergebracht werden, weil er fühlt sich natürlich auch
> oder unter Frauen dann wohler… Das kommt so gut oder es gibt hier in Stadt X
> keine Frauen-WG. Wir haben also, was UMF betrifft, insgesamt Mädchen … sehr
> wenige."

9.4   Diskussion

Die Befragungsergebnisse verdeutlichen zentrale Herausforderungen für junge
LSBTI mit Fluchthintergrund sowie auch für Fachkräfte, die mit diesen Personen
arbeiten. Deutlich wird – bereits bei der Zusammensetzung der Befragten sowie
auch im Hinblick auf die Befragungsergebnisse –, dass (obwohl das Akronym es
suggeriert und auch Gemeinsamkeiten bestehen) unter LSBTI keine homogene
Gruppe verstanden werden kann. Dass trotz intensiver Bemühungen keine sich
als lesbisch oder bisexuell identifizierende Frau für die Befragung gewonnen werden konnte, diese Gruppe auch in entsprechenden Selbsthilfezusammenhängen
nur in Einzelfällen vorkommt und auch die befragten Fachkräfte keine expliziten
Erfahrungen mit sich als lesbisch oder bisexuell identifizierenden Frauen schil-
derten, kann nicht nur damit begründet werden, dass junge Frauen generell
einen geringeren Anteil der Gruppe der geflüchteten Menschen darstellen. Anzunehmen ist, dass auch eine stärkere Tabuisierung weiblicher Sexualität und eine
größere Abhängigkeit von Frauen gegenüber ihren Familien dazu führt, dass
weniger Frauen eine lesbische bzw. bisexuelle Identität entdecken bzw. leben
können (United Nations High Commissioner for Refugees 2012). Diese Über-
legungen sind gerade auch im Hinblick auf Handlungsempfehlungen zentral, da
die Erfahrungen von und mit schwulen bzw. bisexuellen Männern und Trans*Personen nicht einfach auf die Gruppe der lesbischen bzw. bisexuellen Frauen übertragen werden können. Dasselbe trifft auf die Gruppe der Intermenschen zu, bei
der allerdings auch zu berücksichtigen ist, dass es sich insgesamt um eine – im
Vergleich zu lesbischen, bisexuellen, schwulen und transidenten Personen –
kleine Gruppe handelt, denen ihre Intergeschlechtlichkeit bekannt ist.

Die vorliegenden Schilderungen von der Situation von LSBTI in den Herkunftsländern, die sich mit dort geltenden Gesetzen decken, machen deutlich,
dass die geflüchteten jungen Menschen keine Gelegenheit hatten, ein Selbstbewusstsein in Bezug auf ihre sexuelle bzw. geschlechtliche Identität zu entwickeln, die es ihnen ermöglicht, selbstbewusst als LSBTI sichtbar zu werden.

Sie sind es gewohnt, diesen Teil ihrer Persönlichkeit vor Gesellschaft, Behörden und sogar der eigenen Familie zu verbergen, sodass nicht erwartet werden kann, dass sie diesen in Deutschland ohne Weiteres nach außen formulieren bzw. leben (Psychosoziales Zentrum für Schwule e. V. 2016; United Nations High Commissioner for Refugees 2012). Die – für geeignete Unterstützung notwendige – Sichtbarkeit wird auch in Deutschland durch das unfreiwillige Zusammenleben mit Menschen aus dem eigenen Kulturkreis oder auch durch die Involvierung von Sprachmittler*innen im Asylverfahren weiterhin erschwert. Aufgrund eigener Erlebnisse und Berichten anderer bleibt so auch in Deutschland die Angst vor Entdeckung, Ausgrenzung aus der Gemeinschaft und Gewalt sowie davor, dass die Herkunftsfamilie von der Homo- oder Bisexualität bzw. Trans*- oder Intergeschlechtlichkeit erfährt. Die Erwartung von in Deutschland geprägten Personen in Behörden bzw. Unterstützungsangeboten, dass die Personen selbstständig und konkret ihre sexuelle bzw. geschlechtliche Identität benennen oder anders sichtbar machen, stellt für die betreffenden Personen eine Überforderung dar. Die geringe Sichtbarkeit wird auch durch die Befragung der Fachkräfte untermauert. Kontakte mit jungen LSBTI-Geflüchteten werden negiert oder aber als Einzelfälle beschrieben, was dem – auf wissenschaftlichen Schätzungen beruhenden – Anteil an der Bevölkerung widerspricht.

Die mangelnde Sichtbarkeit von LSBTI ist zum einen auf das Gewohnte und das aus Angst fortgesetzte Verbergen der Geflüchteten selbst zurückzuführen, sie wird zum anderen aber auch durch sexuelle Vorurteile, Stereotype und Marginalisierungen, mindestens aber eine geringe Sensibilität für die besonderen Lebensumstände und Herausforderungen junger LSBTI mit Fluchthintergrund seitens der Behörden und Fachkräfte hervorgerufen. Dies wird sowohl von den hier befragten Jugendlichen – Marginalisierung der Homosexualität als Fluchthintergrund und Negierung eines spezifischen Schutzauftrages für LSBTI – wie auch durch die Fachkräfte implizit und explizit bestätigt. Anzuführen ist hier vor allem das Nichtbemerken von Ausgrenzung und Mobbing, bis dieses explizit geäußert wird, sowie auch die fälschliche Bezeichnung einer Trans*Frau als „Partner" oder Formulierungen wie „Junge, der sich als Frau gibt", was den Sensibilisierungs- und Fortbildungsbedarf bei Fachkräften verdeutlicht, die sich auch mit eigenen Stereotypen und Vorurteilen auseinandersetzen müssten. Die Notwendigkeit entsprechender Maßnahmen wird auch durch befragte Fachkräfte bestätigt, die gerade im Hinblick auf den Umgang mit Trans*Personen Unsicherheiten benennen.

Während der von befragten Jugendlichen geäußerte Lösungsansatz der expliziten Unterkünfte für LSBT-Geflüchtete nachvollziehbar und im Hinblick auf Schutz der Personen notwendig ist, bedarf es – vor allem vor dem Hintergrund, dass die Betreffenden sich hierzu erst entsprechend sichtbar machen müssten, was für die meisten gerade zu Beginn eine Überforderung darstellt – einer breiten Sensibilität der Fachkräfte in der Jugend- und Geflüchtetenhilfe, die es ihnen ermöglicht, in ihrem jeweiligen Alltag selbstverständlich auch von der Möglichkeit einer LSBTI-Identität und den damit verbundenen Besonderheiten auszugehen.

Nicht zuletzt ist eine klar ausgedrückte Haltung für Respekt vor sexueller und geschlechtlicher Vielfalt ein notwendiger Schritt gegen Ausgrenzungen, Diskriminierungen und Gewalt gegenüber LSBTI in Unterkünften und Einrichtungen.

Staatlicherseits ist es notwendig, die Rahmenbedingungen für den Schutz sowie die bedarfsangemessene Unterstützung für junge LSBTI-Geflüchtete zu schaffen. Hierzu müssen ausreichend Mittel und Möglichkeiten für die Sensibilisierung und Fortbildung der Institutionen sowie Behörden (insbesondere des BAMF) und den Schutz innerhalb von Unterkünften und Einrichtungen bereitgestellt werden. Gerade für bereits offen lebende LSBTI-Geflüchtete sind spezielle Einrichtungen als Alternative sinnvoll. Auch im Hinblick auf Integrationschancen sollten diese zusammen mit bzw. in Anbindung an LSBTI-Beratungseinrichtungen bzw. -Selbsthilfeprojekte realisiert werden.

Im Folgenden werden konkrete Handlungsempfehlungen für die Arbeit mit LSBTI-Geflüchteten für Fachkräfte, insbesondere aus dem Bereich der Kinder- und Jugendhilfe und der offenen Jugendarbeit, formuliert.

9.5 Handlungsempfehlungen für die Arbeit mit LSBTI-Geflüchteten

- Es wird empfohlen, sich gemeinsam im Kolleg*innenkreis und mit dem Träger der Einrichtung selbst mit den besonderen Lebenssituationen und Herausforderungen von lesbischen, schwulen, bisexuellen, transidenten und intergeschlechtlichen Geflüchteten auseinanderzusetzen. Ferner sollten hierbei auch die eigenen Stereotype und Vorurteile reflektiert werden sowie die des gesamten Kolleg*innenkreises. Eine Vergewisserung einer gemeinsamen Haltung des Respekts gegenüber sexueller und geschlechtlicher Vielfalt sollte im Vordergrund stehen.

- Es ist zu empfehlen, nicht davon auszugehen, dass alle jungen Menschen, die Einrichtungen der offenen Kinder- und Jugendarbeit nutzen, heterosexuell und cis-geschlechtlich sind, auch wenn die Kinder und Jugendlichen sich nicht in diese Richtung geäußert haben.

- Eine ausdrückliche Akzeptanz für sexuelle und geschlechtliche Vielfalt von Einrichtungen der offenen Kinder- und Jugendarbeit und der Jugendhilfe gegenüber den aufsuchenden jungen Menschen sollte zentral sein. Hierzu eignen sich Gespräche, das gemeinsame „Feiern" z. B. des Internationalen Tages gegen Homo- und Trans*Phobie (17. 05.), aber auch sichtbar eingesetzte Symbole wie die Regenbogenfahne, Plakate oder Informationsmaterial zum Thema. Hierdurch wird nicht nur deutlich gemacht, dass Homo- und Trans*Feindlichkeit nicht geduldet wird, sondern so werden akzeptierende Gesprächspartner*innen auch für im Verborgenen lebende LSBTI erkennbar. Ferner ist zu empfehlen, Informationsmaterial auszulegen, welches den Zugang zu örtlichen Selbsthilfegruppen und Beratungsstellen für LSBTI erleichtert. Hier wird der Zielgruppe ermöglicht, Informationsmaterial unbeobachtet zu lesen bzw. einzustecken und sich eben nicht direkt outen zu müssen.
- Es wird empfohlen, im Gespräch mit jungen LSBTI sensibel zu sein und nicht mit einem westlich geprägten Umgang der Personen mit ihrer sexuellen bzw. geschlechtlichen Identität zu rechnen. Vertraulichkeit und Respekt sind hier besonders geboten.
- Der Umgang und die Empfehlungen zum „Coming-out" sollten sensibel erfolgen. Gerade das äußere Coming-out kann die Personen in schwierige Situationen bringen.
- Das Schaffen einer Möglichkeit von Privatsphäre für alle Geflüchteten und transparente sowie jederzeit zugängliche Schutzmöglichkeiten sind zu empfehlen.
- Persönliche Grenzen sowie die der jeweiligen Einrichtungen der offenen Kinder- und Jugendarbeit sollten bekannt und auch gewahrt werden. Ein Verweis ggf. an andere Stellen und Institutionen kann empfehlenswert sein.
- Es ist zu empfehlen, die Möglichkeiten der Beratung, Sensibilisierung, Fortbildung und Zusammenarbeit mit örtlichen LSBTI-Beratungseinrichtungen oder -Selbsthilfeprojekten zu nutzen.

Literatur

Crenshaw, K. W. (1989). Demarginalizing the intersection of race and sex: A black feminist critique of antidiscrimination doctrine, femininist theory, and antiracist politics. *University of Chicago Legal Forum, 139*, 139–167.
Derluyn, I., & Broekaert, E. (2008). Unaccompanied refugee children and adolescents: The glaring contrast between a legal and a psychological perspective. *International Journal of Law and Psychiatry, 31*(4), 319–330.
Gavranidou, M., Niemiec, B., Magg, B., & Rosner, R. (2008). Traumatische Erfahrungen, aktuelle Lebensbedingungen im Exil und psychische Belastung junger Flüchtlinge. *Kindheit und Entwicklung, 17*(4), 224–231.

Jaspal, R. (2016). Homosexuality and Islam. In A. Wong, M. Wicktramasighe & R. C. Hoogland (Hrsg.), *Encyclopaedia of Gender and Sexuality Studies*. Wiley, Blackwell.

Kuckartz, U. (2016). *Qualitative Inhaltsanalyse. Methoden, Praxis, Computerunterstützung*. Weinheim: Beltz Juventa.

Lutz, H., & Wenning, N. (2001). *Unterschiedlich verschieden. Differenz in der Erziehungswissenschaft*. Opladen: Leske + Budrich.

Mayring, P. (2015). *Qualitative Inhaltsanalyse: Grundlagen und Techniken*. Weinheim: Beltz.

Psychosoziales Zentrum für Schwule e. V. (2016). *Empowerment von lesbischen, schwulen, bisexuellen sowie trans* und inter* Geflüchteten durch Beratung und Unterstützung. Eine Handreichung für Beratungsstellen*. Berlin: Eigendruck. https://www.schwulenberatungberlin.de/wp_uploads/_Handreichung_Online.pdf Zugegriffen: 20. Jan. 2019.

Rehman, J., & Polymenopoulou, E. (2013). Is green a part of the rainbow? Sharia, Homosexuality and LGBT Rights in the Muslim World. *Fordham International Law Journal, 37*(1), Art. 7.

United Nations High Commissioner for Refugees. (2012). Guidelines on international protection no. 9: Claims to Refugee Status based on Sexual Orientation and/or Gender Identity within the context of Article 1A(2) of the 1951 Convention and/or its 1967 Protocol relating to the Status of Refugees. https://www.unhcr.org/en-au/509136ca9.pdf. Zugegriffen: 20. Jan. 2019.

VERBI Software. (2016). *MAXQDA [computer software]*. Berlin: VERBI Software. https://www.maxqda.com.

VERBI Software. (2017). *MAXQDA 2018 [computer software]*. Berlin: VERBI Software. https://www.maxqda.com.

Winker, G., & Degele, N. (2010). *Intersektionalität. Zur Analyse sozialer Ungleichheiten*. Bielefeld: Transcript.

Zur Reflexivität von Fachkräften. Rassismuskritik als Bedingung professioneller Sozialer Arbeit

10

Melanie Groß

Zusammenfassung

Der Artikel zeigt die Notwendigkeit einer selbstreflexiven Haltung bei Fachkräften der Sozialen Arbeit, die sich durch die Auseinandersetzung mit der eigenen gesellschaftlichen Positionierung insbesondere durch Rassismen, aber auch weiteren intersektional verschränkten Macht- und Herrschaftsverhältnissen auszeichnet. Rassismuskritik ist damit eine Grundbedingung professionellen Handelns für alle Handlungsfelder der Sozialen Arbeit.

10.1   Einleitung

Für die Soziale Arbeit gilt insgesamt, dass sie sich kritisch mit gesellschaftlichen Macht- und Herrschaftsverhältnissen auseinanderzusetzen hat, um ihrem Auftrag, Bildungsprozesse zu gestalten sowie soziale Probleme zu bearbeiten, gerecht werden zu können. Diese banale Erkenntnis ist jedoch in der Frage der Umsetzung dieses Anspruches mitnichten banal, denn Fachkräfte bewegen sich niemals außerhalb sozialer Praxen, die von Macht- und Herrschaftsverhältnissen durchzogen sind und spezifische Diskriminierungsweisen hervorbringen: Strukturelle, institutionelle, kulturelle, diskursive, symbolische und individuelle Praxen des Unterscheidens, des Ein- und Ausschlusses sowie der Zuschreibung

M. Groß (✉)
Fachbereich Soziale Arbeit und Gesundheit, Fachhochschule Kiel, Kiel, Deutschland
E-Mail: melanie.gross@fh-kiel.de

© Springer Fachmedien Wiesbaden GmbH, ein Teil von Springer Nature 2019
K. Nowacki und S. Remiorz (Hrsg.), *Junge Geflüchtete in der Jugendhilfe,* Edition Centaurus – Jugend, Migration und Diversity,
https://doi.org/10.1007/978-3-658-26777-3_10

und Klassifizierung sind hartnäckiger Bestandteil der deutschen Gegenwartsgesellschaft und betreffen damit auch die Soziale Arbeit. Die Persistenz von Macht- und Herrschaftsverhältnissen ist dort besonders ausgeprägt, wo sie Subjektivierungsprozesse prägen und ermöglichen und somit den meisten Menschen im Alltag zum einen wenig bewusst sind zum anderen die Bedingung für eigene Subjektivierungspraxen sein können. Für Fachkräfte der Sozialen Arbeit bedeutet dies eine besondere Herausforderung, müssen sie sich doch die eigenen Subjektivierungsbedingungen und -praxen auf besondere Weise reflexiv verfügbar machen. Dies ist zwar theoretisch ein zentraler Kern einer sich als professionell verstehenden Sozialen Arbeit, aber in der Handlungspraxis der Fachkräfte keineswegs ein Automatismus, wie beispielsweise Melter (2011) mit seiner Arbeit zur Dethematisierung von Rassismuserfahrungen schwarzer Deutscher in der Jugendhilfe(forschung) gezeigt hat.

Im vorliegenden Text wird im ersten Teil ein theoretischer und empirischer Blick auf das Thema Rassismus und aktuelle Radikalisierungen geworfen, um dann im zweiten Teil die sich daraus ergebenden Herausforderungen für die Selbstreflexivität von Fachkräften der Sozialen Arbeit darzustellen.

10.2 Radikalisierungen – rechte Diskurse in der Mitte der Gesellschaft

Die fachliche Auseinandersetzung mit Rassismus, Antisemitismus und Rechtsextremismus sowie damit einhergehenden Diskriminierungspraxen ist in der Sozialen Arbeit und den Erziehungswissenschaften kein neues Thema, wenngleich bis in die 1990er-Jahre der Fokus stärker auf Debatten lag, die den Begriff „Rassismus" eher vermieden und die sich v. a. mit pädagogischen Perspektiven auf Differenzen zwischen Kulturen in der interkulturellen Pädagogik sowie der Migrationspädagogik bezogen (vgl. Mecheril und Melter 2011). Neben der Verschiebung in den fachlich-theoretischen Debatten in Richtung einer dezidierten Rassismuskritik etwa durch die Auseinandersetzung mit den *Postcolonial Studies* (vgl. zur Einführung u. a. Castro Varela und Dhawan 2005) in den Erziehungswissenschaften und der Sozialen Arbeit hat das Thema Rassismus zudem neue Aufmerksamkeit in den letzten ca. fünf Jahren durch das Erstarken einer Neuen Rechten in Deutschland erhalten, das sich in Wahlerfolgen der rechtspopulistischen AfD und zahlreichen rechten Angriffen auf Geflüchtete und Menschen, denen ein Migrationshintergrund zugeschrieben wird, niedergeschlagen hat. Im Zuge dessen wird auch in solchen Handlungsfeldern der Sozialen Arbeit über das Thema breiter diskutiert, die sich bislang wenig mit dem entsprechenden

Fachdiskurs befasst haben. Die Notwendigkeit, sich mit Rassismus zu befassen, wird inzwischen breit(er) erkannt – allerdings wird dabei immer noch häufig außer Acht gelassen, dass Rassismus nicht ausschließlich an sogenannten rechtsextremen Rändern der Gesellschaft existiert, sondern auf verschiedenen Ebenen und in verschiedenen Dimensionen zentraler Bestandteil des Sozialen ist.

10.2.1 Was ist Rassismus?

Mit dem Begriff Rassismus ist deutlich mehr gemeint als die heute in der gesellschaftlichen Debatte zumeist fokussierten rechtspopulistischen Diskurse, rechtsextremen Ausschreitungen und rechten Angriffe. Gleichwohl bietet er den Boden, auf dem Rechtspopulist*innen agieren, und den Hintergrund, vor dem rechte Angriffe vollzogen werden. Der Begriff Rassismus fungiert als

> „Oberbegriff für an Rassekonstruktionen anschließende Diskriminierungspraxen wie gegenüber Jüdinnen und Juden (Antisemitismus), gegenüber Sinti und Roma (Antiziganismus), gegenüber Musliminnen und Muslimen (antimuslimischer Rassismus) sowie gegenüber als Schwarz und ausländisch definierten Personen" (Mecheril und Melter 2011, S. 16; Hervorhebungen im Original).

Diese Diskriminierungspraxen sind gekennzeichnet durch kulturelle Praktiken des Unterscheidens *(Othering)*, die durch Ethnisierungs- und Rassialisierungsprozesse „das Andere" auf spezifische Weise *sozial konstruieren, hervorbringen, Subjekte prägen und zugleich strukturelle Teilhabe regulieren:*

> „Rassismus ist gleichzeitig ein System von Herrschaft – eine Dimension der sozialen Ordnung – und ein System der Kategoriebildung – ein Modus des Bezeichnens und ein Aspekt im Prozeß der Persönlichkeitsbildung" (Frankenberg 1996, S. 52, Hervorhebungen im Original).

Diese Praxis des kategorialen Unterscheidens bringt nicht nur „den Anderen", der vermeintlich nur bezeichnet wird, erst hervor, sondern dient zugleich der häufig im Diskurs unmarkierten und eher unsichtbaren Konstituierung „des Eigenen". Beide Konstruktionen sind Teil desselben und bleiben aufeinander verwiesen. „Rassismus bildet" (Mecheril und Broden 2011), indem er auf Selbst-, Gegenstands- und Weltverhältnisse einwirkt und damit Subjekte maßgeblich hervorbringt und zugleich prägt.

Rassismus betrifft also nie nur diejenigen, die durch Rassismus konstruiert, markiert, marginalisiert und ausgeschlossen werden, sondern auch diejenigen, die nicht von Rassismus betroffen sind und damit privilegiert werden (vgl. dazu u. a. Wollrad 2005). So ist es für viele Menschen beispielsweise eine Alltagserfahrung, dass sie aufgrund ihrer Haut- und Haarfarbe regelmäßig von Polizist*innen im öffentlichen Raum kontrolliert werden. Diese immer wiederkehrenden Rituale öffentlicher Demütigung und Verdächtigung durch *racial profiling* (vgl. Cremer 2013) erleben Menschen, die aufgrund äußerer Merkmale als „deutsch" wahrgenommen werden, nicht. Sie haben das Privileg, nicht verdächtigt zu werden. Diejenigen, die von dieser Form eines strukturellen, institutionalisierten Rassismus betroffenen sind, müssen die Erfahrung der Abwertung, der Verdächtigungen und des Ausschlusses in ihre Subjektbildungsprozesse integrieren, wohingegen diejenigen Personen, die nicht von rassistischen Praxen betroffen sind, das Privileg haben, ohne diese Form der Diskriminierung zu leben. Ähnliche Formen struktureller rassistischer Diskriminierungen auf der einen und Privilegierungen auf der anderen Seite finden sich neben dem *racial profiling* durch Straf- und Verfolgungsbehörden auch in Leistungsbewertungen in Bildungseinrichtungen, die maßgeblichen Einfluss auf Teilhabechancen von jungen Menschen haben (vgl. u. a. Arslan und Bozay 2016).

In Bezug auf Subjektivierungsweisen ist ein weiterer Aspekt bedeutsam: Bei der abwertenden oder oft auch exotisierenden Konstruktion des „Anderen" wird zugleich eine eigene Normalität imaginiert und Zugehörigkeit zu einer privilegierten Gruppe hergestellt. Unmarkiert und fast unbemerkt konstruiere ich das „Eigene" mit, wenn ich über „die Anderen" spreche und ihnen dadurch einen Platz in der Gesellschaft zuweise. Dieser Konstruktionsprozess schafft Ausschluss und Zugehörigkeit zugleich und homogenisiert darüber hinaus differente Gruppen, indem Binnendifferenzen in einem auf diese Weise geschaffenen exklusiven „Wir" versus „die Anderen" unsichtbar werden (vgl. Hall 1994).

Rassismus ist als Macht- und Herrschaftssystem tief in unserer Gesellschaft verankert. Er ist Teil der symbolisch-diskursiven Ordnung und der Denk- und Sprechweisen, der sozialen Strukturen und institutionellen Praxen sowie der Identitätskonstruktionen und Subjektivierungsweisen. Steyerl und Gutiérrez Rodríguez fassten 2003 zusammen, dass die Art und Weise, wie über „die Anderen" in wissenschaftlichen Diskursen – und ich möchte ergänzen: auch in der Sozialen Arbeit – gesprochen wird, vielfältige Effekte hat:

> „Wie also über die Anderen gesprochen wird und warum, folgt nicht nur dem simplen Begehren nach Erkenntnis und Wissen. Vielmehr wird durch dieses Sprechen erst der Andere geschaffen, der historisch und gesellschaftlich im Laufe des Kolonialismus, der Sklaverei, des Antiziganismus, des Antisemitismus und der heutigen rassistischen Politiken sowie Asyl- und Migrationspolitiken mit den faktischen Gewalteffekten dieser Diskurse, Praktiken und Politiken zu kämpfen und zu leben hat" (Steyerl und Gutiérrez Rodríguez 2003, S. 9).

10.2.2 Was ist Intersektionalität?

Rassismus ist verwoben mit weiteren Macht- und Herrschaftsverhältnissen wie etwa dem Heterosexismus, der ähnliche Funktionsweisen aufzeigt und dem eine ähnliche Wirkungsweise zugrunde liegt. Zentral für beide Macht- und Herrschaftsverhältnisse ist der Prozess der Naturalisierung der sozial konstruierten Differenz, durch die eine gewisse Unhintergehbarkeit von Geschlecht oder Ethnie behauptet und zugleich der Konstruktionsprozess verschleiert wird (vgl. Winker und Degele 2009). Mit dem im US-amerikanischen Raum maßgeblich durch *Black Feminists* geprägten Begriff der Intersektionalität (vgl. Crenshaw 2003) wird die Verwobenheit der Herrschaftsverhältnisse bezeichnet, die jeweils spezifische Teilhabechancen und Subjektivierungsweisen hervorbringen und in ihrer Wechselwirkung spezifische Formen der Marginalisierung, Exotisierung und Ausgrenzung zur Folge haben:

> „Intersectionality refers to particular forms of intersecting oppressions, for example, intersections of race and gender, or of sexuality and nation. Intersectional paradigms remind us that oppression cannot be reduced to one fundamental type, and that oppression work together in producing injustice" (Collins 2000, S. 18).

> „Intersektionalität bezieht sich auf bestimmte sich überschneidende Unterdrückungsformen wie zum Beispiel die Überschneidungen von race und gender oder von Sexualität und Nationalität. Das intersektionale Paradigma erinnert uns daran, dass Unterdrückung nicht auf eine fundamentale Form reduziert werden kann und dass Unterdrückungsformen in der Produktion von Ungerechtigkeit zusammen wirken" (Collins 2000, S. 18, Übersetzung der Autorin).

Winker und Degele (2009) konstatieren in der Weiter- und Zusammenführung mehrerer theoretischer Debatten vier zentrale Herrschaftsstrukturen für unsere Gegenwartsgesellschaft: Heterosexismen, Klassismen, Bodyismen (Schönheits-, Gesundheits-, Körpernormen) und Rassismen. Sie beziehen sich damit auf Erkenntnisse aus poststrukturalistischen feministischen Ansätzen, Arbeiten der *Black Feminists* in den USA sowie der Feministischen Migrantinnen in Deutschland und verbinden sie mit kapitalismuskritischen Ansätzen im Kontext marxistischer Theorie sowie Bourdieu'scher Praxeologie. Anhand der vier Herrschaftsstrukturen entscheiden sich die Chancen auf Teilhabe oder Ausschluss in unserer westlichen Gegenwartsgesellschaft.

10.2.3 Welche Radikalisierungen?

Neben den theoretischen Debatten innerhalb der Sozialen Arbeit und den Erziehungswissenschaften zu den Themen Rassismus und Intersektionalität, die in den vergangenen Jahren geführt wurden, sind aus dem Kontext der Rechtsextremismusforschung empirische Daten vorgelegt worden, die in der öffentlichen gesellschaftlichen Debatte immer wieder – zumindest kurzfristig – für Aufmerksamkeit sorgen.

Seit dem Jahre 2002 liegen Daten aus mehreren Langzeitstudien vor, die regelmäßig quantitativ messen, wie groß die Zustimmung in Deutschland zu Aussagen ist, die als rechtsextrem[1] bezeichnet werden. Neben den Studien zur Gruppenbezogenen Menschenfeindlichkeit (u. a. Heitmeyer 2011) zeigen auch die sogenannten Mitte-Studien (u. a. Zick et al. 2016) und die aktuelle Leipziger Autoritarismus-Studie (u. a. Decker und Brähler 2018), dass die Abwertung von rassialisierten und ethnisierten Gruppen sehr weit verbreitet bis tief in die (ökonomische und politische) Mitte der Gesellschaft ist. Sie zeigen zudem, dass Abwertungen von bestimmten Menschengruppen auch quantitativ messbar mit der Abwertung weiterer Menschengruppen einhergehen. Personen, die sexistischen oder homosexualitätsfeindlichen Aussagen zustimmen, stimmen häufiger auch ausländerfeindlichen Aussagen zu. Die Autor*innen der Studien zur Gruppenbezogenen Menschenfeindlichkeit nennen dieses Phänomen das „Syndrom der Ungleichwertigkeit" (Groß et al. 2012).

Die Autor*innen der Leipziger Studie verwiesen 2016 darauf, dass rassistische Ressentiments sich im Jahr 2015 erstmals wieder seit Beginn der 1990er*Jahre in Deutschland durch massenhaft offenen Hass und gewalttätige Attentate ausdrückten: Mehr als 1000 Attentate auf Flüchtlingsunterkünfte wurden allein in diesem Jahr insgesamt gezählt, mehr als 100 Flüchtlingsunterkünfte wurden in Brand gesteckt (vgl. Decker et al. 2016a, b). Parallel zu diesen Entwicklungen zeigten der NSU-Komplex und das Agieren der Straf- und Verfolgungsbehörden

---

[1]In den vorliegenden Studien wird Rechtsextremismus v. a. als Phänomen gefasst, das sich aus mehreren Dimensionen zusammensetzt. Decker et al. (2012) fassen diese zusammen: „Der Rechtsextremismus ist ein Einstellungsmuster, dessen verbindendes Kennzeichen Ungleichwertigkeitsvorstellungen darstellen. Diese äußern sich im politischen Bereich in der Affinität zu diktatorischen Regierungsformen, chauvinistischen Einstellungen und einer Verharmlosung bzw. Rechtfertigung des Nationalsozialismus. Im sozialen Bereich sind sie gekennzeichnet durch antisemitische, fremdenfeindliche (sic!) und sozialdarwinistische Einstellungen" (S. 18).

sowie des Inlandsgeheimdienstes, wie wenig in Deutschland das Problem des gewalttätigen Rechtsextremismus und des Rechtsterrorismus in der Öffentlichkeit präsent ist und in der Politik und Justiz wahr- und ernst genommen wird.

Insgesamt stellte die Leipziger Mitte-Studie 2016 fest, dass die bis dato hohen Werte im Bereich Ausländerfeindlichkeit abnahmen und zugleich eine Fokussierung der Vorurteile auf bestimmte Gruppen zugenommen hatte – dieser Trend setzte sich auch in den Folgejahren fort, wie die 2018 erschienenen Ergebnisse zeigen. Jetzt wurde nicht mehr so breit diffus ausländerfeindlichen Aussagen zugestimmt, sondern insbesondere Asylbewerber*innen, Sintize und Sinti, Romnja und Roma sowie Muslimas und Moslems wurden zunehmend zu den Gruppen, die am stärksten abgelehnt werden[2]. Zugleich stellten die Autor*innen 2016 übereinstimmend mit der Studie zur Gruppenbezogenen Menschenfeindlichkeit auch ein deutliches Ansteigen der Homosexualitätsfeindlichkeit fest[3].

Die Leipziger Studie verweist zusammenfassend darauf, dass durch die Verschiebungen in der Parteienlandschaft durch die AfD nun eine politisch-ideologische Heimat für die seit langem bestehenden Ressentiments entstanden ist, die zum einen denjenigen eine Stimme gibt, die zuvor entweder gar nicht mehr wählen gingen oder sich innerhalb der etablierten Parteien bewegten:

> „Mit der Polarisierung der politischen Milieus […] und der Verschiebung des politischen Diskurses nach rechts können rechtsextreme und rechtspopulistisch auftretende Parteien nun Anhängerinnen und Anhänger mobilisieren, die bisher von rechten Parteien nicht erreicht werden konnten" (Brähler et al. 2016, S. 68).

Durch die gesteigerte öffentliche Wahrnehmung und die Bestätigung, die die Partei durch Landtagswahlen und die Bundestagswahl 2017 erreichen konnte, kam es zudem zu einem Erstarken der rechten Tendenzen insgesamt und einer deutlichen Verschiebung in öffentlichen Diskursen, die nun monatelang durch rechtspopulistische Themen besetzt wurden.

---

[2]Zustimmungswerte in Klammern hinter den Aussagen: „Durch die vielen Muslime hier fühle ich mich manchmal wie ein Fremder im eigenen Land" (2016: 50 %; 2018: 55,8 %); „Sinti und Roma neigen zu Kriminalität" (2016: 58,5 %; 2018: 60,4 %); „Die meisten Asylbewerber fürchten nicht wirklich in ihrem Heimatland verfolgt zu werden" (2016: 59,9 %; 2018: 61,5 %); (vgl. Decker et al. 2016, S. 50, 2018).

[3]Zustimmungswerte in Klammern hinter der Aussage: „Es ist ekelhaft, wenn Homosexuelle sich in der Öffentlichkeit küssen" (2016: 40,1 %); (vgl. Decker et al. 2016, S. 50). Im Jahr 2014 lagen die Zustimmungswerte, die Zick und Klein in ihrer Studie maßen, bei dieser Aussage bei 20,3 % (vgl. Zick und Klein 2014, S. 68).

Die Studien aus dem Bereich der Rechtsextremismusforschung machen zweierlei deutlich: zum einen, dass die Rede von „extremen Rändern" nicht nur theoretisch problematisch, sondern auch empirisch nicht haltbar ist. Vielmehr zeigen die Daten, wie verbreitet die Vorurteile, Ressentiments und Ablehnungen in der Gesellschaft sind, sodass die Nicht-Zustimmung eher von einer Minderheit vertreten wird. Zum anderen zeigen die Daten, dass wir es mit einer fortschreitenden Radikalisierung und Zunahme zu tun haben. Immer deutlicher zeigen die Analysen, dass die sich wieder verstärkt ausbildenden autoritären Denkweisen mit rassistischen, homosexualitätsfeindlichen, sexistischen und weiteren menschenfeindlichen Sichtweisen einhergehen.

Die derzeitige „Flucht ins Autoritäre" (Decker und Brähler 2018) zeigt sich insgesamt in einer gesellschaftlichen Tendenz, ordnungspolitische, kontrollierende und ausgrenzende staatliche Regulierungen zu befürworten und zu fordern (vgl. dazu auch Heitmeyer 2018). Die autoritären Denkmuster sind häufig mit diskursiven Praktiken verbunden, die eine Natürlichkeit von Differenz (Geschlecht, Ethnien etc.) behaupten und soziale und ökonomische Ungleichheiten damit zu legitimieren versuchen. Zugleich gehen sie mit einem Leistungsdenken einher, das sich insgesamt in der Ökonomisierung des Sozialen ausdrückt und ebenfalls der Legitimation sozialer Ungleichheiten dient: Menschen, die aus einer profitorientierten Perspektive nicht zu einem monetären Wohlstand der Gesellschaft beitragen, wird die Solidarität der Gesellschaft aufgekündigt. Nicht selten treffen diese Denkweisen direkt oder indirekt ganz besonders die Adressat*innen der Sozialen Arbeit insgesamt, die gleichzeitig durch sie als „Andere" hervorgebracht werden (vgl. Kessl und Plößer 2010).

10.3 Selbstreflexivität der Fachkräfte als Bedingung für Professionalität

In den Traditionen der Kritischen Erziehungswissenschaft sowie der Pädagogik der Anerkennung liegt der Auftrag der Jugendhilfe insgesamt darin, die Handlungsfähigkeit der Adressat*innen zu unterstützen. Zentral beispielsweise für die Jugendarbeit ist ein Verständnis von Handlungsfähigkeit, das sich durch ein reflexives Verhältnis zum eigenen Selbst in Korrespondenz zu den Anderen auszeichnet und sich dabei kritisch mit den gesellschaftlichen Bedingungen der eigenen Subjektwerdung auseinandersetzt (vgl. u. a. Hafeneger et al. 2007; Scherr 1997; Micus-Loos 2012). Die Aufgabe der Fachkräfte liegt entsprechend darin, Methoden und Arbeitsweisen anzuwenden, die geeignet sind, solche Prozesse zu unterstützen. Handlungswissenschaftliche Theorien der Sozialen Arbeit wie der

Ansatz der Menschenrechtsprofession von Staub-Bernasconi betonen neben der Notwendigkeit des *Wissens* (Beschreibungs- und Erklärungsbasis) und *Könnens* (wissenschaftsbegründete Arbeitsweisen/Methoden) für das sozialarbeiterische und sozialpädagogische Handeln auch die Ebene der *Haltung* (ethische Basis gründet auf den Menschenrechten) als notwendige Voraussetzung professioneller Sozialer Arbeit (vgl. Staub-Bernasconi 2008). Eine solche ethische Basis kann sich – bildungstheoretisch gewendet – nicht auf explizierte Menschenrechte und somit strukturelle und institutionelle Praxen beschränken, sondern muss auch jene Aspekte der Selbstreflexion umfassen, die in der Kritischen Erziehungswissenschaft als die reflexive Verfügbarmachung der eigenen Sozialisationsbedingungen bezeichnet werden. Erst wenn den Fachkräften die Macht- und Herrschaftsverhältnisse reflexiv verfügbar sind, sind sie auch in der Lage, ihre Adressat*innen dabei zu unterstützen, sich diese kritisch anzueignen.

Fachkräfte genauso wie auch Wissenschaftler*innen und/oder Adressat*innen sind jedoch mit den aktuellen gesellschaftlichen Verhältnissen, Normen und Normalitätskonstruktionen, zu denen sie sich kritisch positionieren sollen und die die Sozialisationsbedingungen prägen, verwoben. Sie sind durch sie hervorgebracht und geprägt. An anderer Stelle habe ich das Geflecht aus Macht- und Herrschaftsverhältnissen, in das die Soziale Arbeit als System und die Fachkräfte als Subjekte verstrickt sind, als eine *intersektionale Matrix* bezeichnet, die uns umspannt und die wir gleichsam durch alltägliche Praxen mitspinnen (vgl. Groß 2014). Wie erkenntniskritische Debatten beispielsweise innerhalb der *Gender Studies* und der *Postcolonial Studies* gezeigt haben, existiert keine Positionierung, die jenseits einer Verstrickung mit Macht- und Herrschaftsverhältnissen anzusiedeln wäre. Das haben die Kritiken an der meist weißen und heterosexuellen Theorieproduktion immer wieder deutlich gemacht (vgl. z. B. Mohanty 1988; Frankenberg 1996; Gutiérrez-Rodríguez 1996). Insofern kann es keine gesellschaftliche Position, keinen Ort des Sprechens oder Handelns geben, der jenseits einer solchen intersektionalen Matrix existieren könnte. Dieses wäre ein archimedischer Punkt, von dem aus Menschen in der Lage wären, ‚das Ganze‘ zu erfassen, sich also neben die sozialen Verhältnisse stellen könnten, um aus sich heraus und frei von Macht- und Herrschaftsstrukturen zu agieren. Dieser Punkt ist jedoch unerreichbar – auch für die Soziale Arbeit. Die Unterwerfung unter anerkannte Normen und Repräsentationen ist eben immer auch Teil der Subjektivität der Fachkräfte. Gleichwohl ist es möglich, rassismuskritische Soziale Arbeit in der Jugendhilfe umzusetzen, wohlwissend, dass die Erkenntnisse in solche Macht- und Herrschaftsverhältnissen stets begrenzt bleiben werden. Diese analytische Einsicht sollte jedoch nicht dazu führen, sich nicht mit Rassismus zu beschäftigen, sondern muss vielmehr die Haltung unterstützen, sich beispielsweise als Nicht-Betroffene von Rassismus eigenes Verhalten, das möglicherweise rassistische Praxen reproduziert, auch kritisch spiegeln zu lassen. Nicht selten reagieren Nicht-Betroffene mit Ablehnung, Verharmlosung und Leugnung von Rassismus, wenn beispielsweise Adressat*innen solche Erfahrungen teilen. Collins (2000) verweist darauf, dass erst mit einer transversalen Politik der Solidarität marginalisierte Standpunkte sich verbinden und somit zu einem objektiveren Wissen zusammenschließen können. Standpunkte von *outsiders-within* sind durch vielfältige durch die „matrix of domination" (S. 227) geprägte Positionierungen an den Rändern hegemonialer Diskurse situiert und in der Lage, Macht- und Herrschaftsverhältnisse aus verschiedenen Positionierungen heraus zu spiegeln und zu kritisieren. Eine solche Perspektive in der Jugendhilfe wäre dazu geeignet, die von Rassismus betroffenen Adressat*innen nicht nur als Objekte rassistischer Praxen, sondern auch als Subjekte macht- und herrschaftskritischer Praxen zu begreifen und die eigene professionelle Haltung auch durch die Offenheit für die spezifischen Erfahrungen der Adressat*innen zu zeigen. Das Streben nach Handlungsfähigkeit bleibt dadurch ein – wenngleich unabschließbarer – Prozess, der die Subjektivität der Adressat*innen und der Fachkräfte gleichsam ko-konstruierend prägt.

10.4 Fazit

Fachkräfte und Adressat*innen sind also auf vielfältige Weise mit Macht- und Herrschaftssystemen verstrickt. Sie können Betroffene von rassistischen und anderen Diskriminierungsverhältnissen sein oder sie können sich selbst intendiert oder nicht intendiert diskriminierend verhalten und damit bestehende Macht- und Herrschaftssysteme bestätigen und mithervorbringen. Als Profession ist die Soziale Arbeit aufgrund ihrer Orientierung an Gerechtigkeit und an Menschenrechten sowie der Unterstützung von Handlungsfähigkeit durch die Gestaltung von Bildungsprozessen unvereinbar mit Ungleichwertigkeitsvorstellungen. Sie ist dazu angehalten, diskriminierungsfreie Räume bereitzustellen und zu verteidigen. Dafür müssen Fachkräfte sich ihre eigenen Sozialisationsbedingungen reflexiv verfügbar machen und daraufhin befragen, inwiefern sie in Macht- und Herrschaftsverhältnissen verstrickt sind. Die Anerkennung und Akzeptanz von Differenz und Vielfalt für eine subjektbildungs- und anerkennungstheoretisch basierte demokratische und an Menschenrechten orientierte Struktur im sozialpädagogischen und sozialarbeiterischen Verhältnis zwischen Fachkraft und Adressat*in bildet die grundlegende Voraussetzung für professionelles Handeln. Eine Offenheit für die Erfahrung anderer ist dabei besonders wichtig, um die unterschiedliche Betroffenheit von Macht- und

Herrschaftsverhältnissen und deren Auswirkungen deutlicher werden zu lassen. Als Ideal und Auftrag der Sozialen Arbeit bleibt es notwendig, den Anspruch der Selbstreflexivität zu verfolgen und als Bedingung für Professionalität permanent gesellschaftliche Verhältnisse sowie die eigene Positionierung innerhalb der Gesellschaft zu reflektieren und zu dechiffrieren. Allein die Wahl des Berufs und des Studiums ist kein Garant für eine rassismuskritische Haltung, wie u. a. Melter (2011) herausgearbeitet hat und wie die breiten Zustimmungswerte zu rechten Aussagen bis tief in die Mitte der Gesellschaft, die die Rechtsextremismusforschung gezeigt hat, vermuten lassen.

In den verschiedenen institutionellen Rahmungen der Jugendhilfe, wie der schulbezogenen Sozialpädagogik, der Jugendarbeit, den Hilfen zur Erziehung, der pädagogischen Arbeit in Kindergärten, in der politische Bildung etc., sind jeweils spezifische Arbeitsweisen für eine rassismuskritische Bildungsarbeit innerhalb der Sozialen Arbeit notwendig (vgl. zum Überblick beispielsweise Scharathow und Leiprecht 2011). Die selbstreflexive Haltung und die Auseinandersetzung mit der eigenen gesellschaftlichen Positionierung durch Rassismen, Heteronormativismen, Klassismen und weiteren Macht- und Herrschaftsverhältnissen bleibt als Grundbedingung professionellen Handelns für alle Handlungsfelder bedeutsam und ist dann besonders geeignet Handlungsfähigkeit zu unterstützen, wenn sie sich durch eine grundlegende Offenheit für die Erfahrungen anderer auszeichnet und sensibel für die intersektionalen Verschränkungen von Diskriminierungspraxen ist.

Literatur

Arslan, E., & Bozay, K. (Hrsg.). (2016). *Symbolische Ordnung und Bildungsungleichheit in der Migrationsgesellschaft*. Wiesbaden: Springer VS.

Brähler, E., Kiess, J., & Decker, O. (2016). Politische Einstellungen und Parteipräferenz: Die Wähler/innen, Unentschiedene und Nichtwähler 2016. In O. Decker, J. Kiess, & E. Brähler (Hrsg.), *Die enthemmte Mitte. Autoritäre und rechtsextreme Einstellungen in Deutschland. Die Leipziger Mitte-Studie 2016* (S. 67–94). Gießen: Psychosozial.

Castro Varela, M., & Dhawan, N. (2005). *Postkoloniale Theorie. Eine kritische Einführung*. Bielefeld: Transcript.

Collins, P. H. (2000). *Black feminist thought: knowledge, consciousness and the politics of empowerment*. New York: Routledge.

Cremer, H. (2013). *„Racial Profiling" – Menschenrechtswidrige Personenkontrollen nach § 22 Abs. 1a Bundespolizeigesetz: Empfehlungen an den Gesetzgeber, Gerichte und Polizei (Studie/Deutsches Institut für Menschenrechte*. Berlin: Deutsches Institut für Menschenrechte. https://nbn-resolving.org/urn:nbn:de:0168-ssoar-349330. Zugegriffen: 10. März 2019.

Crenshaw, K. (2003). Mapping the margins: Intersectionality, identity politics, and violence against women of color. In L. M. Alcoff & E. Mendieta (Hrsg.), *Identities: race, class, gender and nationality* (S. 175–200). Malden: Blackwell.

Decker, A., & Brähler, E. (Hrsg.). (2018). *Flucht ins Autoritäre. Rechtsextreme Dynamiken in der Mitte der Gesellschaft.* Gießen: Psychosozial.

Decker, O., Kiess, J., & Brähler, E. (2012). *Die Mitte im Umbruch. Rechtsextreme Einstellungen in Deutschland.* Bonn: Dietz.

Decker, O., Kiess, J., & Brähler, E. (Hrsg.). (2016a). *Die enthemmte Mitte. Autoritäre und rechtsextreme Einstellungen in Deutschland. Die Leipziger Mitte-Studie 2016.* Gießen: Psychosozial.

Decker, O., Kiess, J., Eggers, E., & Brähler, E. (2016b). Die „MITTE" -Studie 2016: Methode, Ergebnisse und Langzeitverlauf. In O. Decker, J. Kiess, & E. Brähler (Hrsg.), *Die enthemmte Mitte. Autoritäre und rechtsextreme Einstellungen in Deutschland. Die Leipziger Mitte-Studie 2016* (S. 23–66). Gießen: Psychosozial.

Decker, O., Kiess, J., Schuler, J., Handke, B., & Brähler, E. (2018). Die Leipziger Autoritarismus-Studie 2018: Methode, Ergebnisse und Langzeitverlauf. In O. Decker & E. Brähler (Hrsg.), *Flucht ins Autoritäre. Rechtsextreme Dynamiken in der Mitte der Gesellschaft* (S. 65–115). Gießen: Psychosozial.

Frankenberg, R. (1996). Weiße Frauen, Feminismus und die Herausforderung des Antirassismus. In B. Fuchs & G. Habinger (Hrsg.), *Rassismen und Feminismen. Differenzen, Machtverhältnisse und Solidarität zwischen Frauen* (S. 51–66). Wien: Promedia.

Groß, M. (2014). Intersektionalität. Reflexionen über theoretische und konzeptionelle Perspektiven für die Jugendarbeit. In N. von Langsdorff (Hrsg.), *Intersektionalität und Jugendhilfe* (S. 170–183). Berlin: Budrich.

Groß, E. M., Zick, A., & Krause, D. (2012). Von der Ungleichwertigkeit zur Ungleichheit: Gruppenbezogene Menschenfeindlichkeit. *Aus Politik und Zeitgeschichte, 62*(16–17), 11–18.

Gutiérrez Rodríguez, E. (1996). Frau ist nicht gleich Frau, nicht gleich Frau, nicht gleich Frau … Über die Notwendigkeit einer kritischen Dekonstruktion in der feministischen Forschung. In U. L. Fischer, M. Kampshoff, S. Keil, & M. Schmitt (Hrsg.), *Kategorie: Geschlecht. Empirische Analysen und feministische Theorien* (S. 163–190). Opladen: Leske + Budrich.

Hafeneger, B., Henkenborg, P., & Scherr, A. (2007). *Pädagogik der Anerkennung. Grundlagen, Konzepte, Praxisfelder.* Schwalbach: Wochenschau.

Hall, S. (1994). *Rassismus und kulturelle Identität. Ausgewählte Schriften II.* Hamburg: Argument.

Heitmeyer, W. (2011). *Deutsche Zustände. Folge 10.* Frankfurt a. M.: Suhrkamp.

Heitmeyer, W. (2018). *Autoritäre Versuchungen.* Frankfurt a. M.: Suhrkamp.

Kessl, F., & Plößer, M. (Hrsg.). (2010). *Differenzierung, Normalisierung, Andersheit. Soziale Arbeit als Arbeit mit den Anderen.* Wiesbaden: VS Verlag.

Mecheril, P., & Broden, A. (2011). *Rassismus bildet. Bildungswissenschaftliche Beiträge zu Normalisierung und Subjektivierung in der Migrationsgesellschaft.* Bielefeld: Transcript.

Mecheril, P., & Melter, C. (2011). Rassismustheorie und -forschung in Deutschland. Kontur eines wissenschaftlichen Feldes. In C. Melter & P. Mecheril (Hrsg.), *Rassismuskritik. Bd. 1: Rassismustheorie und -forschung* (S. 13–22). Schwalbach: Wochenschau.

Melter, C. (2011). Rassismus*un*kritische Soziale Arbeit? Zur (De-)Thematisierung von Rassismuserfahrungen Schwarzer Deutscher in der Jugendhilfe(forschung). In C. Melter & P. Mecheril (Hrsg.), *Rassismuskritik. Bd. 1: Rassismustheorie und -forschung* (S. 277–292). Schwalbach: Wochenschau.

Micus-Loos, C. (2012). Anerkennung des Anderen als Herausforderung in Bildungsprozessen. *Zeitschrift für Pädagogik, 58*(3), 302–320.

Mohanty, C. T. (1988). Aus westlicher Sicht: feministische Theorie und koloniale Diskurse. *Beiträge zur feministischen theorie und praxis: Modernisierung der Ungleichheit – weltweit* (23), 149–162.

Scharathow, W. & Leiprecht, R. (Hrsg.). (2011). *Rassismuskritik. Bd. 2: Rassismuskritische Bildungsarbeit.* Schwalbach: Wochenschau.

Scherr, A. (1997). *Subjektorientierte Jugendarbeit. Eine Einführung in die Grundlagen emanzipatorischer Jugendpädagogik.* Weinheim: Juventa.

Staub-Bernasconi, S. (2008). Menschenrechte in ihrer Relevanz für die Soziale Arbeit als Theorie und Praxis. *Widersprüche, 28*(107), 9–32.

Steyerl, H., & Gutiérrez Rodríguez, E. (Hrsg.). (2003). *Spricht die Subalterne deutsch? Migration und postkoloniale Kritik.* Münster: Unrast.

Winker, G., & Degele, N. (2009). *Intersektionalität. Zur Analyse sozialer Ungleichheiten.* Bielefeld: Transcript.

Wollrad, E. (2005). *Weißsein im Widerspruch. Feministische Perspektiven auf Rassismus, Kultur und Religion.* Königstein: Helmer.

Zick, A., & Klein, A. (2014). *Fragile Mitte – Feindselige Zustände.* Bonn: Dietz.

Zick, A., Küpper, B., & Krause, D. (2016). *Gespaltene Mitte – feindselige Zustände. Rechtsextreme Einstellungen in Deutschland.* Bonn: Dietz.